康复医学 PBL 示范案例

主 编 谢 青
副主编 纵 亚 崔立军

上海交通大学出版社

内容提要

  本书以康复医学教学大纲为指导,紧密结合康复医学临床实践过程中遇到的实际病例,精心总结撰写了 15 例典型的基于问题的学习示范案例,向读者展示康复医学常见病、多发病的标准康复诊疗过程和处理规范。以帮助读者掌握康复医学科各种常见疾病的评定与治疗为根本目的,培养其独立思考、举一反三的思维能力,为日后的临床医疗工作打好基础。

  本书适用于康复医学专业本科生、研究生,康复医学专业住院医师规范化培训学员,以及康复医学专科医师规范化培训学员。本书还可供康复医学教师以及其他专业教师撰写基于问题的学习案例时参考。

图书在版编目(CIP)数据

康复医学 PBL 示范案例/谢青主编. —上海:上海交通大学出版社,2019
ISBN 978 - 7 - 313 - 20108 - 9

Ⅰ.①康…　Ⅱ.①谢…　Ⅲ.①康复医学　Ⅳ.①R49

中国版本图书馆 CIP 数据核字(2018)第 289771 号

康复医学 PBL 示范案例

主　　编:	谢　青			
出版发行:	上海交通大学出版社	地　　址:	上海市番禺路 951 号
邮政编码:	200030	电　　话:	021 - 64071208
印　　制:	上海景条印刷有限公司	经　　销:	全国新华书店
开　　本:	710mm×1000mm　1/16	印　　张:	8.75
字　　数:	149 千字		
版　　次:	2019 年 4 月第 1 版	印　　次:	2019 年 4 月第 1 次印刷
书　　号:	ISBN 978 - 7 - 313 - 20108 - 9/R		
定　　价:	48.00 元		

编委会名单

主　　编　谢　青
副 主 编　纵　亚　崔立军
编委会成员(按拼音排列)

包兴骅(上海市瑞金康复医院)

鲍　勇(上海市瑞金康复医院)

陈凯敏(上海交通大学医学院附属瑞金医院)

崔立军(上海交通大学医学院附属瑞金医院)

顾　琳(上海市瑞金康复医院)

何　鑫(上海交通大学医学院附属瑞金医院)

吉　洁(上海市闵行区中心医院)

赖海芳(上海交通大学医学院附属瑞金医院北院)

刘星洲(上海交通大学医学院附属瑞金医院)

潘文秀(上海交通大学医学院附属瑞金医院)

单凌霄(上海交通大学医学院附属瑞金医院)

宋小慧(上海交通大学医学院附属瑞金医院)

孙晓培(上海市瑞金康复医院)

汤宜婷(上海交通大学医学院附属瑞金医院卢湾分院)

王继先(上海交通大学医学院附属瑞金医院)

王雯慧(上海市瑞金康复医院)

谢　青(上海交通大学医学院附属瑞金医院)

杨大鼎(上海市瑞金康复医院)

杨　帅(上海交通大学医学院附属瑞金医院)

姚小玲(上海交通大学医学院附属瑞金医院)

张　潇(上海市瑞金康复医院)

纵　亚(上海交通大学医学院附属瑞金医院)

张英琪(上海市同济医院)

学 术 秘 书　潘文秀(上海交通大学医学院附属瑞金医院)

前　言

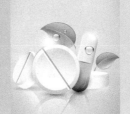

　　康复医学起始于第二次世界大战之后,近半个世纪以来,随着科学技术的进步和生活水平的提高,现代康复医学蓬勃发展。康复医学主要面向慢性疾病及伤残患者,强调功能上的康复,着眼于尽量帮助患者恢复功能,提高生活质量,重返社会,过有意义的生活,而不是局限于保存伤残者的生命。

　　国家教育部早已把康复医学纳入医学生本科阶段的必修课,足见国家对康复医学这门学科的重视,期望通过职前教育强化医生的康复理念。康复医学不同于其他临床医学,它采用多专业小组合作的方式,组长为康复医师,组员包括物理治疗师、作业治疗师、言语治疗师、心理治疗师、义肢与矫形器师、文体治疗师、社会工作者。通过物理疗法、运动疗法、生活训练、技能训练、言语训练和心理咨询等多种手段,使功能障碍患者尽快得到最大限度的恢复,达到最大可能的生活自理、劳动和工作的能力,为病伤残者重返社会打下基础。因此,教师如何教好、学生如何学好这门课程值得广大康复医学教师探讨。

　　1969年由美国的神经病学教授 Barrows 在加拿大的麦克马斯特大学首创的以问题为导向的教学方法(problem-based learning,PBL,也称作"问题式学习")已成为国际上较流行的一种教学方法。与传统的教学法有很大不同,PBL强调以学生的主动学习为主,将学习与任务或问题相结合。PBL教学法运用在临床医学中则是以病例为先导、以问题为基础、以教师为导向的启发式教育。设计真实性任务,强调把学习设置到复杂的、有意义的临床问题情景中,通过学习者的自主探究和合作来解决问题,从而学习隐含在问题背后的医学知识,形成解决问题的技能和自主学习的能力。

　　自2012年开始,本书作者在上海交通大学医学院的课程建设课题资助下开展了康复、骨科及神经内科等多学科整合的 PBL 课程建设,取得了良好的教学效果并积累了一定的 PBL 案例撰写经验。目前国内关于 PBL 示范案例的图书尚不多见,为此,我们在充分调研的基础上,及时总结教学课题研究的经验,紧密结合康复医学临床实践过程中遇到的实际病例,撰写了这本有别于传统理论为主的教材,以适应康复医学教学的需要。编写本书的目的,一方面是为了培养学生独立思考的能力,帮助学生掌握康复医学科中各种常见疾病的评定与治疗,另一方面是为康复医学科教师的 PBL 教学提供参考。

目　录

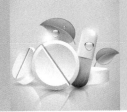

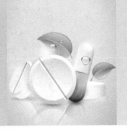

案例 1

我还能参加女儿的婚礼吗
（脑卒中的康复）

本案撰写者：纵亚　潘文秀　谢青

瑞金医院康复科

E-mail：zongya@163.com

Tel：64370045 - 600713

一、案例摘要

　　患者,李先生,男性,58 岁。左侧肢体活动障碍 3 周。有糖尿病史 10 年。查体：神志清楚。言语清晰,对答切题。左侧鼻唇沟浅,伸舌左偏。无饮水呛咳。Brunnstrom 运动功能分级：左上肢Ⅲ级,左手Ⅱ级,左下肢Ⅲ级。徒手肌力测定(manual muscle test,MMT)：左上肢屈肘肌 3 级,伸肘肌 3 一级,屈腕肌 2 一级,伸腕肌 3 一级,左下肢屈膝肌 4 级,伸膝肌 4 级,踝跖屈肌 2 级,踝背屈肌 2 级。改良 Ashworth 肌痉挛分级：左上肢屈肌 0 级,左手屈肌 0 级,左下肢伸肌 0 级。关节活动度(range of motion,ROM)测定：左侧肢体各关节被动关节活动度(passive range of motion,PROM)未见明显受限。左侧肢体痛觉、温度觉较对侧减退,位置觉存在。左侧 Babinski 征(＋)。右侧肌力、ROM、感觉等正常。坐位平衡Ⅲ级,站位平衡Ⅱ级。一人辅助下可步行,步态及稳定性欠佳,行走时左足下垂、内翻。本院头颅 MRI 扫描提示右侧基底节区脑梗死(见图 1 - 1)。患者入院后经过系统康复治疗后,左侧肢体活动障碍明显改善,日常生活完全自理后出院。

　　这是一例较为典型的脑梗死恢复期患者,讨论将就脑梗死的康复诊断、康复评定、康复治疗等逐一展开。康复医学是一门以功能为导向的临床医学,讨论时需引导同学在如何进行康复功能评定、如何准确找出患者存在的功能障碍并针对性地做出康复治疗方案以及人文关怀等方面多加讨论。

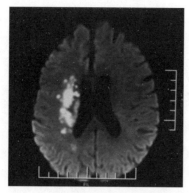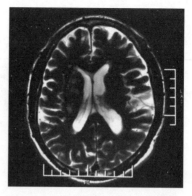

图 1-1　头颅 MRI 扫描示右侧基地节区脑梗死　　图 1-2　头颅 MRI 扫描示右侧基地节区脑梗死

二、学习目的

1. 基础医学(解剖、生理、药理等)
(1) 掌握神经、骨骼、肌肉系统解剖。
(2) 掌握脑卒中的发病机制。
(3) 掌握常用活血化瘀、改善脑代谢、抗血小板聚集等药物药理特性。
2. 临床医学(流行病学、疾病诊治、循证医学、预防医学等)
(1) 了解脑卒中的在我国的发病特点及与西方国家的差别。
(2) 了解脑卒中的鉴别诊断。
(3) 了解脑卒中的分类、病因及预防措施。
(4) 掌握脑卒中的康复评定方法。
(5) 掌握脑卒中的康复治疗方法。
3. 医学人文(医学伦理、卫生经济、医患沟通等)
(1) 讨论在我国目前生活习惯下如何更有效地降低脑卒中的发病率。
(2) 讨论在现有医疗体制下如何使有限的康复医疗资源惠及更广大患者。
(3) 讨论如何在治疗中更好地和患者及家属沟通。

三、教学场景

场景 1

第一回

你是医院康复科的一名当班医生。今天你看门诊时,家属推着轮椅送来了一名患者,李先生,男性,58 岁。左侧肢体活动障碍 3 周。神志清楚。言语清晰,对答切题。左侧鼻唇沟浅。右侧肌力、ROM、感觉等正常。

请讨论

（1）针对李先生的情况,你整理的关键信息有哪些?

（2）根据他的病情,可能的原因有哪些?

（3）你还需要哪些信息来辨别出李先生患病的原因?

教师参考意见

（1）这可能是一名脑卒中患者,所以讨论可以从围绕脑卒中的诊断、鉴别诊断开始。

（2）讨论中需提醒学生患者除左侧肢体活动障碍外的其他相关症状,如左侧鼻唇沟浅,右侧肌力、ROM、感觉正常等,让学生对此有所思考。

（3）进一步询问相关信息时需注意提醒同学询问病史的次序及技巧。

第二回

进一步询问病史,患者有糖尿病史 10 年,血糖控制不稳。3 周前日常活动时突然出现左侧肢体乏力,持物坠落,行走不稳,逐渐加重。至医院就诊,结头颅 MRI 检查提示:右侧基底节区急性脑梗死（见图 1－3、图 1－4）。入住神经内科,予活血化瘀工、改善脑细胞代谢等对症支持治疗,病情稳定后出院。遗留左侧肢体活动障碍。

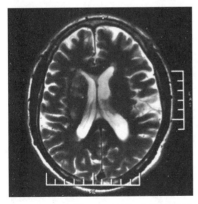 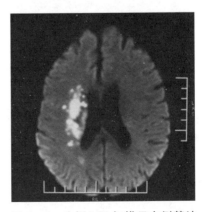

图 1－3　头颅 MRI 扫描示右侧基地　　图 1－4　头颅 MRI 扫描示右侧基地
　　　　节区脑梗死　　　　　　　　　　　　　节区脑梗死

请讨论

（1）通过进一步询问病史,有没有明确你对李先生的诊断?

（2）试从病因学角度分析脑卒中的危险因素有哪些？

（3）针对上述危险因素，如何做好脑卒中的一级预防？

教师参考意见

（1）糖尿病仅是脑卒中的危险因素之一，此环节需引导学生对脑卒中的其他危险因素进行讨论，包括可控的因素（如高血压、心脏病、高脂血症等），可改变的因素（不良饮食习惯、大量饮酒、吸烟等）和不可改变的因素（年龄、性别、种族、家族史等）。

（2）讨论中需提醒学生从脑卒中危险因素的可控因素、可改变因素等方面进行疾病的一级预防讨论，让学生对此有所思考。

第三回

体格检查：神志清楚。言语清晰，对答切题。左侧鼻唇沟浅，伸舌左偏。无饮水呛咳。Brunnstrom 运动功能分级：左上肢Ⅲ级，左手Ⅱ级，左下肢Ⅲ级。徒手肌力测定（MMT）：左上肢屈肘肌 3－级，伸肘肌 3－级，屈腕肌 2－级，伸腕肌 3－级，左下肢屈膝肌 4－级，伸膝肌 4－级，踝跖屈肌 2－级，踝背屈肌 2－级。改良 Ashworth 肌痉挛分级：左上肢屈肌 0 级，左手屈肌 0 级，左下肢伸肌 0 级。关节活动度（ROM）测定：左侧肢体各关节被动关节活动度（PROM）未见明显受限。左侧肢体痛觉、温度觉较对侧减退，位置觉存在。左侧 Babinski 征（＋）。右侧肌力、ROM、感觉等正常。坐位平衡Ⅲ级，站位平衡Ⅱ级。在一人辅助下可步行，步态及稳定性欠佳，行走时左足下垂、内翻。

请讨论

（1）依据上述体检信息能否确定康复诊断？

（2）你觉得还需要进行哪些体格检查？

（3）患者目前的康复诊断是什么（即患者目前存在的主要康复问题有哪些）？

（4）针对上述康复问题，请讨论患者的治疗方案。

教师参考意见

（1）日常生活活动能力（ADL）评定是康复评定中一块非常重要的内容，需注意引导学生加以讨论。

（2）Brunnstrom 运动功能分级与三级平衡评定内容较简单，只能粗略判定患者肢体及平衡状态，需要引导学生讨论用 Fugl-meyer 运动及平衡评分表对患者进行评定，找出患者存在康复问题。

（3）康复医学是一门以功能为导向的科学，在通过全面评定后，注意引导学生找出患者存在的主要康复问题，并给出治疗方案？该患者的完整康复诊断如下：

致残疾病：脑梗死恢复期

　　　　　右侧基底节区

　　　　　左侧偏瘫

　　　　　血管源性

　　　　　2 型糖尿病

残　　损：左侧肢体运动、感觉障碍

　　　　　平衡障碍

　　　　　步态异常

活动受限：日常生活活动部分依赖

参与限制：社会参与能力减退

(4) 该环节一个特别需要注意的体征是：踝背屈肌 2 级,行走时左足下垂、内翻。提示患者左胫前肌等踝背曲肌力较差,行走时足下垂、内翻,影响步态稳定。但患者步态稳定性差并非只是这一种原因引起。例如,患者屈髋屈膝肌力差、本体感觉减退等同样影响患者步态及稳定性,需引导学生加以讨论。

场景 2

3 个月后,李先生至你处复诊,患者步入诊室,左足下垂、内翻。步行时左下肢负重相缩短,迈步相延长,步幅缩小,步态稳定性欠佳。患者已经过住院及门诊正规康复治疗。大部分日常生活可以自理。

请讨论

(1) 你觉得还需要进行哪些康复评定以了解患者的恢复情况?

(2) 患者目前存在的主要康复问题是什么?

(3) 针对上述康复问题,请讨论患者下一步的治疗方案?

教师参考意见

(1) 脑卒中后足下垂、内翻,划圈步态比较常见。经过正规康复治疗未能纠正影响步行稳定性者需利用矫形器矫正,注意引导学生加以讨论。

(2) 患者可独立步行,大部分日常生活可以自理,但仍有部分障碍,需引导学生在如何利用康复工程提高患者生活质量方面进行讨论。

场景 3

6 个月后,李先生再次至你处复诊,患者独自步入诊室,左侧佩戴踝足矫形器,步态较稳定。左上肢精细协调功能较差,日常生活基本自理。目前,每两周一次康复门诊治疗。

请讨论

(1) 你觉得该患者还需要继续进行康复治疗吗?

(2) 如是,患者目前存在的主要康复问题是什么?

(3) 针对上述康复主要问题,请讨论患者下一步的治疗方案?

教师参考意见

(1) 脑卒中患者很多需要终身康复治疗,只是治疗的地点方式有所不同,早期住院治疗,病情稳定后门诊治疗,后期社区、家庭治疗等。需引导学生进行讨论。

(2) 该患者已进入脑卒中后遗症期,可家庭自行康复训练,每月门诊复诊,给予针对性指导和治疗。

四、案例小结

(一) 脑卒中概述

脑卒中是指突然发生的、由脑血管病变引起的局限性或全脑功能障碍,持续时间超过 24 小时或引起死亡的临床综合征,包括脑梗死、脑出血和蛛网膜下隙出血。脑梗死包括脑血栓形成、脑栓塞和腔隙性脑梗死。

1. 脑梗死发病机制

由于动脉硬化等原因致脑血管内血栓形成,身体其他部位(心脏、下肢深静脉等)栓子脱落进入脑血管,脑出血(脑血管畸形等)等脑病变使脑组织血供中断或减少,或脑组织受到血肿、肿瘤等压迫导致脑细胞发生损伤、坏死(缺血、缺氧),从而引起损伤部位脑功能障碍,出现偏瘫、失语、认知障碍等神经功能缺损。

2. 脑卒中的分类、病因及预防措施

(1) 脑卒中分类,如图 1-5 所示。

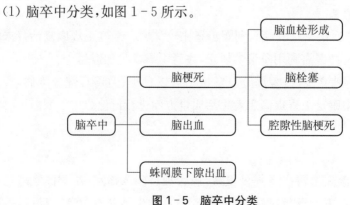

图 1-5 脑卒中分类

(2) 脑卒中病因。世界卫生组织提出脑卒中的危险因素包括：可控的因素(如高血压、心脏病、糖尿病、高脂血症等)，可改变的因素(不良饮食习惯、大量饮酒、吸烟等)和不可改变的因素(年龄、性别、种族、家族史等)。

(3) 预防措施。控制高血压、心脏病、糖尿病、高脂血症等，改变不良饮食习惯，戒烟、戒酒。

(二) 脑卒中的康复评定

脑卒中的康复评定需要从下面几个方面进行。

1. 脑损伤严重程度的评定

(1) 格拉斯哥昏迷量表(Glasgow coma scale，GCS)，如表 1-1 所示。

重度脑损伤：≤8 分；

中度脑损伤：9～12 分；

轻度脑损伤：13～15 分；

表 1-1　格拉斯哥昏迷量表

项目	试验	患者反应	评分
睁眼反应	自发	自己睁眼	4
	言语刺激	大声向患者提问时睁眼	3
	疼痛刺激	捏患者时能睁眼	2
	疼痛刺激	捏患者时不睁眼	1
运动反应	口令	能执行简单命令	6
	疼痛刺激	捏痛时能拨开医生的手	5
	疼痛刺激	捏痛时能撤出被捏的手	4
	疼痛刺激	捏痛时患者身体呈去皮质强直(上肢屈曲、内收内旋；下肢伸直、内收内旋，踝屈曲)	3
	疼痛刺激	捏痛时患者身体呈小脑去皮质强直,有伸展反应	2
	疼痛刺激	捏痛时患者毫无反应	1
言语反应	言语	能正确会话,并回答他在哪、他是谁及年和月	5
	言语	言语错乱,定向障碍	4
	言语	说话能被理解,但无意义	3
	言语	发出声音,但不能被理解	2
	言语	不发声	1

(2) 脑卒中患者临床神经功能缺损程度评分。1995 年,我国第四次脑血管病学术会议通过了脑卒中患者临床神经功能缺损评分标准,是由爱丁堡和斯堪的纳维亚卒中量表(SSS)修订而来。其目的是对脑卒中后患者所存留的或新出

现的神经功能缺损进行识别和评定,并进行疗效考评。

最高分 45 分,最低分 0 分,轻度 0~15 分,中度 16~30 分,重度 31~45 分。

(3) 美国国立卫生研究院卒中量表(NIH Stroke Scale, NIHSS)。NIHSS 是国际上使用频率最高的脑卒中评分表,有 11 项检测内容,得分低说明神经功能损害程度轻,得分高说明程度重。

2. 运动功能评定

(1) Brunnstrom 运动功能评定,如表 1-2 所示。

表 1-2　Brunnstrom 运动功能评定表

分级	阶段与特点	上肢	手	下肢
Ⅰ	无随意活动	无任何运动	无任何运动	无任何运动
Ⅱ	引出联合反应、共同运动	仅出现共同运动模式	仅有极细微屈伸	仅有极少的随意运动
Ⅲ	随意出现的共同运动	可随意发起共同运动	钩状抓握,不能伸指	坐和站位上,有髋、膝、踝共同性屈曲
Ⅳ	共同运动模式打破,开始出现分离运动	出现脱离共同运动的活动:肩 0°肘屈 90°下前臂旋前旋后;肘伸直肩可屈 90°;手背可触及腰骶部	能侧捏及松开拇指,手指有半随意的小范围伸展活动	坐位屈膝 90°以上,可使足后滑到椅子下方,在足跟不离地的情况下能使踝背屈
Ⅴ	肌张力逐渐恢复正常,有分离运动、精细活动	出现相对独立的共同运动活动:肘伸直肩外展 90°;肘伸直肩前屈 30°~90°时前臂旋前和旋后;肘伸直前臂取中间位,上肢上举过头	可作球状和圆柱状抓握,手指同时伸展,但不能单独伸展	健腿站,患腿可先屈膝后伸髋,在伸膝下作踝背屈(重心落在健腿上)
Ⅵ	精细、协调、控制运动,接近正常水平	运动协调接近正常,手指指鼻无明显辨距不良,但速度比非受累侧慢(<5 s)	所有抓握均能完成,但速度和准确性比非受累侧差	在站立位可使髋外展到超出抬起该侧骨盆所能达到的范围;坐位下伸直膝可内外旋下肢,能完成合并足内外翻

(2) Fugl-meyer 评定法。全称为躯体能力评定(measurement of physical performance)。包括 5 个方面,共 113 小项,每项 0~2 分,总计 226 分,其中运动 100 分,平衡 14 分,感觉 24 分,疼痛 44 分。

3. 平衡功能评定

(1) 三级平衡检测法。

Ⅰ级平衡:静态平衡,指在静态下不借助外力,患者可以保持坐位或站立位平衡。

Ⅱ级平衡:自动态平衡,指在支撑面不动(坐位或站立位),身体某个或几个部位运动时可以保持平衡。

Ⅲ级平衡:他动态平衡,指患者在外力作用或外来干扰下仍可以保持坐位或站立位平衡。

(2) Berg 平衡评定量表(Berg balance scale test)(了解)。共 14 项,每项 0~4 分,共 56 分,得分越高说明患者平衡功能越好。

4. 日常生活活动能力评定

日常生活活动(activity of daily living, ADL)是指人们在每日生活中,为了照料自己的衣食住行、保持个人卫生整洁和独立的社区活动所必须的一系列基本活动,是人们为了维持生存及适应生存环境而每天必须反复进行的、最基本的、最具有共性的活动。

日常生活活动能力的评定主要有 Barthel 指数(the Barthel index)和功能独立性评定(functional independence measure,FIM)。

(1) Barthel 指数(the Barthel index),如表 1 - 3 所示。

表 1 - 3　Barthel 指数

项目	独立完成	需要帮助	需要大量帮助	不能完成或不适合
大便控制	10	5		0
小便控制	10	5		0
修饰	5			0
入厕	10	5		0
进餐	10	5		0
转移(床→椅)	15	10	5	0
平地行走 45 m	15	10	5	0
穿衣	10	5		0
上下楼梯	10	5		0
洗澡	5			0

>60 分:轻度功能障碍,能独立完成部分活动,部分需要帮助;

41~60 分:有中度功能受限,需要极大帮助才能完成日常生活活动;

≤40 分:有重度功能受限,大部分日常生活活动不能完成,或需要他人帮助。

(2) 功能独立性评定(functional independence measure，FIM)。FIM 量表是一项得到国际公认的专利，是美国物理医学与康复学会 1983 年制定的。FIM 量表包括：自我照料、括约肌控制、转移、行走、交流和社会认知等 6 个方面。FIM 量表的评分标准：18 项，最高 126 分，最低 18 分

每项分级标准：1～7 分

    7 分：完全独立；

    6 分：有条件独立，仅需要辅助设备；

    5 分：需要监护和准备；

    4 分：少量帮助；

    3 分：中等帮助；

    2 分：需要大量帮助；

    1 分：不能完成，完全依赖。

FIM 评分分析：

    108～125：基本独立；

    90～107：极轻度依赖；

    72～89：轻度依赖；

    54～71：中度依赖；

    36～53：重度依赖；

    19～35：极重度依赖；

    18：完全依赖。

5. 生存质量评定(quality of life，QOL)

指不同文化和价值体系中的个体对与他们的目标、期望、标准以及所关心的事情有关的生存状况的体验。生存质量评定内容包括：身体机能、心理状况、独立能力、社会关系、生活环境、宗教信仰与精神寄托。生存质量常用量表：世界卫生组织生存质量评定量表(WHOQOL - 100 量表)、健康状况 SF - 36、健康生存质量表(QWB)、疾病影响程度量表(SIP)、生活满意度量表(SWLS)等。

6.其他功能障碍的评定

包括感觉、认知、失语、构音障碍和心理评定等。

(三) 脑卒中的康复治疗技术

1. 经典的神经发育疗法技术

(1) Brunnstrom 技术。该技术认为在脑卒中恢复的初期阶段，可利用各种原始反射和运动模式诱发出共同运动，进而促进随意运动恢复，当共同运动的动

作能够较随意和自由地进行后,再训练患者摆脱共同运动模式,逐步完成向分离运动动作过渡,然后不断修正运动模式,使之成为更复杂的功能性运动。

（2）Bobath 技术。Bobath 认为,唯有患者主动地以正常的协调运动模式移动患侧肢体时,痉挛才可能减轻;唯有患者运用正常的运动模式进行功能活动时,才意味着其最大潜力被挖掘出来。所以 Bobath 疗法旨在使脑卒中患者重新获得正常的运动功能模式。

（3）Rood 技术。其核心思想是通过确切的感觉刺激可以诱发出特定的运动反应。Rood 疗法可以概括为经皮易化技术、本体感受性易化技术和特殊抑制技术 3 部分。经皮易化技术是通过轻刷、快刷、冰冻等对位于皮肤的外感受器进行刺激,产生的神经冲动沿着触、痛、温度觉传导通路到达各级神经中枢,发生与刺激相适应的反射活动。

（4）PNF 技术。螺旋、最佳阻力和对角线的运动模式是 PNF 技术的基本特征。基本的治疗原则是：按照由头向足或近端向远端的顺序发展运动;通过姿势反射来维持或增强成熟的运动;按照整体的动作模式和姿势顺序发展动作;动作能力的改善是一个学习的过程。

（5）运动再学习法。运动再学习法主要以生物力学、运动科学、神经科学和认知心理学等为理论基础,以作业或功能为导向,强调患者主观参与和认知。把中枢神经系统病变后运动功能的恢复视为一种再学习或再训练的过程。它将所有的康复行为建立在患者主动性的基础上,遵照科学的运动学习方法对患者进行再教育。

目前,康复治疗技术众多,上述都是比较成熟的康复治疗技术,有很多的文献论证了它们的疗效。同时也有大量的文献对各技术进行比较,但结果显示各方法之间并没有明显的差别。

2. 新近发展的神经发育疗法技术

（1）强制性运动疗法。强制性运动疗法是通过动物实验而发展起来的治疗上运动神经元损伤的一种训练方法。在日常生活中限制患者使用健侧上肢,强制性反复使用患侧上肢,增加患肢使用的频率,避免习惯性弃用,产生大脑结构的使用-依赖性功能重组。

（2）运动想象疗法。运动想象疗法是指在没有实际肌肉活动的情况下,在脑海中重演一些感受过的动作和形象。该疗法是通过反复进行的运动想象并根据运动记忆在大脑中激活某一活动区域,从而达到提高运动功能的目的。

（3）反复抗阻力练习疗法。反复抗阻力练习以手握力训练和伸腕等张肌力训练为主,使手部的肌张力降低,联合反应受到抑制,手握力收缩速度加快,手伸展最大等长收缩力增加,手伸展最大等张加速度增加。研究结果强调:反复练习是偏瘫患者运动功能恢复的关键。

3. 仪器协助下的脑卒中治疗技术

(1)减重训练法。减重训练法(body weight support training,BWST)的临床应用可追溯到 1958 年 Margaret 等出版的专著《康复治疗中的悬吊疗法》。近年来,国内外文献报道了减重训练悬吊装置能不同程度地减少上身体重对下肢的负荷,使支撑能力不足的患者也可早期进行步行训练。

(2)实时肌电反馈电刺激。实时肌电反馈电刺激能实时地进行肌电反馈和电刺激,利用表面肌电提供生物反馈信号,使患者产生随意控制的运动训练,并根据检测到的表面肌电信号的大小和时间的长短,实时调节电刺激的脉冲电流强弱和刺激时间。

(3)经颅磁刺激。经颅磁刺激技术是利用线圈中的时变电流,产生与其相垂直的磁场,该磁场通过头皮、颅骨,作用于脑部神经元,感生电场在导电介质中产生电流,造成神经元去极化,引起神经网络激活、神经递质释放、代谢改变及基因表达。1992 年,在 TMS 基础上出现了重复经颅磁刺激(repetitive transcranial magnetic stimulation,rTMS)这一新的神经电生理技术,它能影响局部和远隔皮质功能,实现皮质功能区域性重建,影响多种神经递质和基因表达水平。

参考文献

[1] White JH,Alston MK,Marquez JL,et al. Community-dwelling stroke survivors:function is not the whole story with quality of 1ife [J]. Arch Phys Med Rehabil. 2007,88(9):1140-1146.

[2] 倪朝民. 神经康复学[M]. 北京:人民卫生出版社.2008:66.

[3] Ministry of Health. 2000 Chinese Health Statistical Digest. 2001

[4] 刘钦刚主译. 实用 PNF 治疗[M]. 昆明:云南科学技术出版社.2003.1-4.

[5] 于兑生,恽晓平. 运动疗法与作业治疗[M]. 北京:华夏出版社.2002.12:354

[6] Taub E,Uswatt G,Pidikiti R. Constraint induced movement therapy:anew family of techniques with broad application to physical rehabilitation-a clinical review [J]. Rehabil Res Dev,1999,36(3):237-251.

[7] Dahl AE,Askim T,Stock R,et al. Short and long term outcome of constraint induced movement therapy after stroke:a randomized controlled feasibility trial [J]. Clin Rehabil,2008,25(5):436-447.

[8] Jackson P. Potential Role of Mental practice using Motor Imagery in Neurologic Rehabilitation [J]. Arch Phys Med Rehabil,2001,83:1133-1141.

［9］ Page SJ. Levine P，Leonard PTAA. Mental practice in chronic stroke：results of a randomized，placebo controlled trial［J］. Stroke，2007，38：1293－1297.

［10］ Butefisch C，Hummelsheim H，Denzlerp P，et al. Repetitive training of isolated movement improves the outcome of motor rehabilitation of the centrally paretic hard. J Nour Sci 1995：130(1)：59－68.

［11］ Vinay L，Brocard F，Clarac F，et al. Development of posture and locomotion an interplay of endogenously generated activities and neurotrophic actions by descending pathways ［J］. Brain Res Rev，2002，40：118－129.

［12］ 陈丽娜，纵亚，杨加亮，等. 减重步行训练对脑卒中早期偏瘫患者步行能力恢复的影响 ［J］. 中华物理医学与康复杂志，2006，28(5)：343－344.

［13］ Yukihiro Hara，Shinji Ogawa，Yoshihiro Muraoka. A home-based rehabilitation program for the hemiplegic upper extremity by power-assisted functional electrical stimulation ［J］. Disabil Rehabil. 2008，30(4)：296－304.

［14］ Hara Y，Ogawa S，Muraoka Y. Hybrid power-assisted functional electrical stimulation to improve hemiparetic upper-extremity function. Am J Phys Med Rehabil. 2006 Dec；85 (12)：977－85.

［15］ Doi W，Sato D，Fukuzako H，et al. c-Fos expression in rat brain after repetitive transcranial magnetic stimulation［J］. Neuroreport，2001，12(6)：1307－1310.

［16］ Strafella AP，Paus T，Barrett J，et aL Repetitive transcranial magnetic stimulation of the human prefrontal cortex induces dopamine release in the caudate nucleus［J］. J Neurosci，2001，21(15)：157－160.

［17］ George MS，Nahas Z，Kozel FA，et al. Mechanisms and state of the art of transcranial magnetic stimulation［J］. J ECT，2002，18(3)：170－181.

［18］ Fitzgerald PB，Benitez J，de Castella A，et al. A randomized，controlled trial of sequential bilateral repetitive transcranial magnetic stimulation for treatment-resistant depression［J］. Am J Psychiatry，2006，163(1)：88－94.

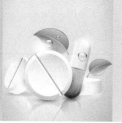

案例 2
不能活动的四肢
(骨髓损伤的康复)

本案撰写者：纵亚　孙晓培　谢青

瑞金医院康复科

E-mail：zongya@163.com

Tel：64370045 - 600713

一、案例摘要

患者，赵先生，男性，33 岁，已婚，工人，车祸致四肢运动、感觉障碍伴二便失禁 2 周。2 周前车祸致四肢运动、感觉障碍伴二便失禁，在颈部保护下送至当地医院，行颈椎 X 线检查示"颈 5、6 骨折脱位"，当日行内固定手术，术后患者自觉双上肢力量有恢复，小便留置导尿管至今，大便无感觉，需借助开塞露。近期饮食尚可，24 h 尿量在 4 500 ml 以上。

既往体健，无药物过敏史。

查体：T 38.5℃ P 80 次/分 BP 115 mmHg/80 mmHg，双上肢最低感觉平面位于 C4，C5～T3 减弱，T4 以下消失。肌力检查：肱二头肌 5 级，伸腕肌 4 级，肱三头肌 1 级，余肌力 0 级，双下肢肌张力 2 级。巴氏征(＋)，骶尾部 2 cm×3 cm 皮肤水泡，鞍区感觉消失，肛门外括约肌无自主收缩。

辅助检查：血常规示白细胞 7.2×10^9/L，中性粒细胞百分比 62%，血电解质示 Na^+ 120 mmol/L，Cl^- 105 mmol/L，Ca^{2+} 2.28 mmol/L，PO_4^{3-} 1.39 mmol/L，Mg^{2+} 0.81 mmol/L。X 线示颈 5、6 骨折内固定术后，脊柱系列及内固定位置尚可(见图 2 - 1)。

这是一例较为典型的脊髓损伤患者，讨论将就脊髓损伤的康复诊断、康复评定、康复治疗等逐一展开。康复医学是一门以功能为导向的临床医学，讨论时需引导同学在如何进行康复功能评定、如何准确找出患者存在功能障碍并针对性地做出康复治疗方案以及人文关怀等方面多加讨论。

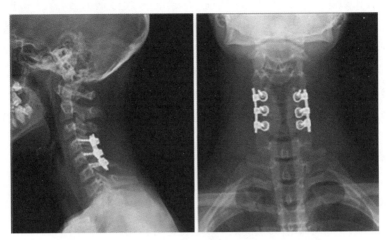

图 2-1　颈椎内固定术后 X 线片(侧位片及正位片)

二、学习目的

1. 基础医学(解剖、生理、药理等)

(1) 掌握神经、骨骼、肌肉系统解剖。

(2) 掌握脊髓损伤的病理生理改变。

2. 临床医学(流行病学、疾病诊治、循证医学、预防医学等)

(1) 了解脊髓损伤在我国的发病特点及与西方国家的差别。

(2) 了解脊髓损伤的鉴别诊断。

(3) 掌握脊髓损伤的康复评定方法。

(4) 掌握脊髓损伤的康复治疗技术。

3. 医学人文(医学伦理、卫生经济、医患沟通等)

(1) 讨论在现有医疗体制下如何使有限的康复医疗资源惠及更广大患者。

(2) 讨论如何在治疗中更好地和患者及家属沟通。

三、教学场景

第一回

你是医院康复科的一名当班医生。今天你看门诊时,家属推着轮椅送来了一名患者,赵先生,男性,33 岁,已婚,工人,2 周前车祸致四肢运动、感觉障碍伴二便失禁,在颈部保护下送至当地医院,行颈椎 X 线检查示"颈 5、6 骨折脱位",当日行内固定手术,术后患者自觉双上肢力量有恢复,小便留置导尿管至今,大便无感觉,需借助开塞露。近期饮食尚可,24 h 尿量在 4 500 ml 以上。

请讨论

(1) 针对赵先生的情况,你整理的主要的关键信息有哪些?

(2) 依据现有资料,赵先生的诊断是什么? 需与哪些疾病鉴别? 脊髓损伤后会产生哪些病理生理改变?

(3) 脊髓损伤在我国的发病特点及与西方国家有何差别?

(4) 你还需要哪些信息来完善赵李先生的康复诊断?

教师参考意见

(1) 这是一名脊髓损伤的患者,所以讨论可以围绕脊髓损伤的诊断、鉴别诊断开始。

(2) 讨论中需提醒学生注意患者四肢运动、感觉障碍、二便失禁等相关症状体征,提示康复诊断规范写法。提示脊髓损伤需与颈椎病(脊髓型)、脊髓炎、脊髓肿瘤、脊髓结核等进行鉴别。引导学生从完全、不完全脊髓损伤两个方面探讨脊髓灰质、白质损伤后不同时间的病理生理改变。

(3) 引导学生从国内外文献报道的脊髓损伤病因所占比例进行讨论。

(4) 进一步询问相关信息时需注意提醒同学有关询问病史的次序及技巧。

第二回

当进一步询问病史,患者既往体健,无药物过敏史。

查体:T 38.5℃ P 80 次/分 BP 115 mmHg/80 mmHg,双上肢最低感觉平面位于 C4,C5～T3 减弱,T4 以下消失。肌力检查:肱二头肌 5 级,伸腕肌 4 级,肱三头肌 1 级,余肌力 0 级,双下肢肌张力 0 级(改良 Ashworth 法)。巴氏征(+),骶尾部 2 cm×3 cm 皮肤水泡,鞍区感觉消失,肛门外括约肌无自主收缩。

辅助检查:血常规示白细胞计数 7.2×10^9/L,中性粒细胞百分比 62%,血电解质检查示 Na^+ 120 mmol/L,Cl^- 105 mmol/L,Ca^{2+} 2.28 mmol/L,PO_4^{3-} 1.39 mmol/L,Mg^{2+} 0.81 mmol/L。X 线检查示颈 5、6 骨折内固术后,脊柱系列及内固定位置尚可。

请讨论

(1) 通过进一步询问病史及查体、辅助检查,有没有明确你对赵先生的康复诊断。

(2) 患者的诊断依据是什么?

(3) 该患者压疮几度? 如何处理?

(4) 该患者血生化检查有何问题,如何处理?

(5) 什么是神经源性膀胱? 该患者是否存在神经源性膀胱? 留置导尿管进一步如何处理?

(6) 患者排便(大便)障碍,如何进行排便训练?

(7) 什么是脊髓功能部分保留区(ZPP)? 该患者是否存在 ZPP?

(8) 针对该患者目前情况,如何进行康复评定及制订下一步的康复治疗计划?

(9) 针对患者情况如何与患者及家属沟通?

教师参考意见

(1) 引导学生按照规范给出康复诊断。

(2) 引导学生依据病史特点写出诊断依据。

(3) 引导学生依据不同压疮分度制订治疗方案。

(4) 引导学生注意患者电解质紊乱,讨论低钠血症规范处理。

(5) 引导学生注意患者膀胱功能紊乱,就神经源性膀胱的成因、康复治疗展开讨论。

(6) 引导学生就脊髓损伤后排便障碍如何康复治疗进行讨论。

(7) 讨论什么是脊髓功能部分保留区,及如何判断该患者是否存在 ZPP。

(8) 引导学生从损伤(包括: 神经平面的评定、损伤程度的评定、脊髓休克的评定)、运动功能、感觉功能、日常生活活动能力(ADL)等方面对患者进行康复评定。康复医学是一门以功能为导向的科学,在通过全面评定后,注意引导学生找出患者存在的主要康复问题,并制订出该患者的近期、远期康复治疗目标及具体康复治疗方案。

(9) 引导学生从 SCI 患者的预后、康复治疗的重要性、人文关怀等方面展开讨论。

四、案例小结

(一) 脊髓损伤概述

1. 每 100 万人年发病率

北京为 68/(100 万)人。上海学者潘杰,李昕,曾诚等对浦东新区所有二级以上医院(包括公利医院、浦南医院、仁济东院、曙光东院、浦东新区人民医院、上海市第七人民医院、东方医院共 7 家医院)2005～2007 年收治的脊髓损伤患者进行了回顾性调查分析：浦东新区脊髓损伤的年发病率约 25/(100 万)人。在美国为(20～45)/(100 万)人。病因：在中国主要为高处坠落、重物砸伤、交通事故等；美国主要为车祸、运动损伤等。

2. 脊髓损伤后的病理生理改变

相关病理生理改变如表 2-1 所示。

表 2-1 脊髓损伤后的病理生理改变

	不完全 SCI	完全 SCI
伤后 3 小时	白质无改变 灰质出血少(可逆)	白质正常 灰质多灶性出血
伤后 6 小时	白质正常 灰质出血灶扩大不多	白质水肿 灰质出血增多
伤后 12 小时	白质正常 灰质出血灶扩大不多	白质出现出血灶,神经轴突退变 灰质中神经细胞坏死
伤后 24 小时	神经组织水肿逐渐消退	白质中多处轴突退变 灰质中心坏死

(二) 脊髓损伤的康复评定

1. 损伤的评定

(1) 神经平面的评定：神经平面是指身体双侧有正常的运动和感觉功能的最低脊髓节段。损伤平面主要以运动平面为依据,但在 T2～L1 节段,运动平面难以确定,主要以感觉损伤平面来确定。

① 运动损伤平面主要以关键肌的徒手肌力测试(manual muscle test, MMT)确定;确定损伤平面时,该平面关键肌的肌力必须≥3 级,该平面以上关键肌肌力必须正常。

② 感觉损伤平面主要以关键点痛觉和轻触觉来确定。

(2) 损伤平面的记录：身体两侧损伤平面可能不一致,需分别评定与记录。

2. 损伤程度的评定

根据美国脊髓损伤学会脊髓功能损伤分级(ASIA)标准分类。

(1) 完全性损伤：指骶段(S4～S5)感觉、运动功能完全消失。

(2) 不完全性损伤：损伤平面以下,包括最低的骶段,保留部分感觉和运动功能。

3. 脊髓休克的评定

(1) 球海绵体反射是判断脊髓休克是否结束的指征之一。如果此反射再次出现,测提示脊髓休克已经结束。

(2) 损伤水平以下出现任何感觉运动或肌肉张力升高和痉挛。

4. 运动功能的评定

运动评分:选择 C5 屈肘肌群、C6 伸腕肌群、C7 伸肘肌群、C8 中指屈肌群、T1 小指展肌群、L2 屈髋肌群、L3 伸膝肌群、L4 踝背伸肌群、L5 趾长伸肌群、S1 踝跖屈肌群这 10 个关键肌群左右两侧分别进行评分。采用 MMT 记分,1 级 1 分。每侧最高 50 分,两侧 100 分。评分越高表示肌肉功能越佳。

5. 感觉功能评定

选择 C2～S5 共 28 个节段的关键感觉点,分别检查两侧的针刺和轻触觉。正常 2 分,减退或过敏 1 分,消失 0 分。每侧每种感觉 56 分,总分 224 分。分数越高表示感觉越接近正常。

6. 日常生活活动能力(ADL)评定

截瘫患者采用改良的 Barthel 指数评定,四肢瘫患者采用四肢瘫功能指数评定。

脊髓损伤的康复是一个长期甚至终身的过程。一般来说,早期恢复的过程在数天到 6 个月内完成。其后的 2 年左右,患者也可以有进一步恢复的机会。文献报道有 1% 左右的完全性损伤的患者有可能恢复功能肌力。尽管目前尚不清楚这些恢复的机制,但是积极参加功能锻炼是最强大的恢复因素。

参 考 文 献

[1] 黄晓琳,燕铁斌. 康复医学[M]. 5 版. 北京:人民卫生出版社,2013:166 - 176.

[2] 李建军,周红俊,洪毅,等. 2002 年北京市脊髓损伤发病率调查[J]. 中国康复理论与实践,2004,(7):412 - 413.

[3] 美国脊柱损伤协会. 脊髓损伤神经学分类国际标准(第 6 版,2006)[J]. 中国康复理论与实践,2007,(1):1 - 6.

案例 3

抬不起的脚尖
（周围神经病损的康复）

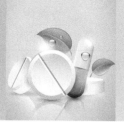

本案撰写者：张英琪　张潇
瑞金医院康复科
E-mail：realzyq@163.com
Tel：64370045 - 600713

一、案例摘要

患者，李先生，男性，50岁，左踝背伸无力6周。既往高血压病史4年。6周前左膝关节被车碰撞，当即出现左膝肿胀伴明显疼痛。当时急诊骨科摄片未见明显骨折，但局部肿胀明显，予以石膏固定。拆除石膏后，李先生发现行走时足尖下垂，左踝背伸无力，经骨科神经吻合后，建议来康复医学科就诊。查体：左小腿肌肉萎缩。小腿最粗经：左侧37 cm，右侧39.5 cm。左足动脉搏动正常。左下肢无纵向叩击痛，左小腿外侧、左足背轻触觉及针刺觉减退。徒手肌力测试：左髂腰肌肌力5级，股四头肌肌力3级，左踝、趾背伸肌0级，腓肠肌肌力3级。主动关节活动度：左踝背伸0°，被动关节活动度：左踝背伸20°。改良Barthel指数90分。坐位平衡3级，站位平衡1级，步行时用力抬高下肢，左足下垂内翻，呈跨越步态。

辅助检查　肌电图（electromyography，EMG）：左下肢胫骨前肌、腓骨长肌、趾短伸肌静息状态下见大量纤颤波、正锐波，轻收缩左胫骨前肌、腓骨长肌偶见募集，重收缩募集减少，趾短伸肌无募集。神经传导（nerve conduction velocity，NCV）：左腓总神经波幅较对侧明显降低，跨腓骨小头处传导速度明显下降，F波未引出。左腓浅神经SNAP未引出。余下肢被检神经运动和感觉神经潜伏期、波幅、传导速度正常范围（见图3-1）。

初步诊断：左腓总神经损伤（左下肢运动感觉障碍，平衡障碍，日常生活能力受限，社会参与能力受限），废用性肌萎缩，高血压病。

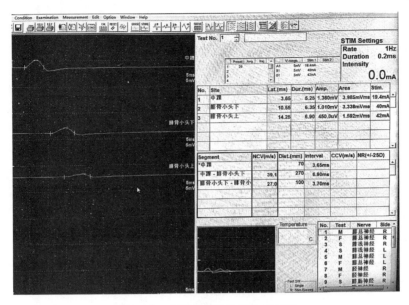

图 3-1　左腓总神经神经传导速度

诊疗经过：患者入院后给予肌力训练、低频电刺激增强肌力；左踝关节松动改善关节活动度，左踝关节主被动活动维持关节活动度；转移能力训练等作业疗法促进 ADL 恢复；步态及平衡训练促进步行能力恢复。同时给予甲钴胺片，每次 0.5g，每日 3 次，肌注恩经复（注射用鼠神经生长因子），每次 1 支，每日 1 次促进神经修复。3 周后患者左踝背伸肌力 2 级，左腓肠肌肌力 4 级。左小腿外侧及左足背麻木好转。改良 Barthel 指数 100 分。EMG：左下肢腓总神经支配肌可见偏宽多相电位。NCV：左腓总神经波幅增加，传导速度较前改善。嘱患者出院后继续门诊康复治疗。建议 1 月后复查肌电图。

这是一位左侧腓总神经损伤的患者，讨论将根据病因、康复诊断、康复评定、康复治疗等逐一展开。康复医学是一门以功能为导向的临床医学，讨论时需引导同学在如何进行康复功能评定、如何准确找出患者存在功能障碍并针对性地做出康复治疗方案以及人文关怀等方面多加讨论。

二、学习目的

1. 基础医学（解剖）

腓总神经的位置及其支配的肌肉、感觉区域。

2. 临床医学

(1) 腓总神经易损伤的位置。

(2) 损伤后的表现,包括运动与感觉异常。

(3) 康复医学所需做的检查。

(4) 康复医学科给予的治疗措施。

3. 医学人文

(1) 对周围损伤患者进行病情解释及预后宣教。

(2) 为手术及可能需要佩戴支具矫形进行患者心理准备。

三、教学场景

场景 1

第一回

你今天在医院康复科门诊接诊了一位患者李先生,男性,30 岁,6 周前膝关节被车碰撞,当时急诊骨科摄片未见明显骨折,但局部肿胀明显予以石膏固定。拆除石膏后,李先生发现行走时足尖下垂,经骨科神经吻合后,建议来康复医学科就诊。李先生进入诊室后向你描述道:"我膝盖被车撞了之后,也没骨折,就是肿,打了个石膏,拆完后反而现在脚背抬不起来了,医生你要帮帮我啊。这到底是什么原因,是骨折了吗? 我现在走路的样子特别别扭,都不愿意出家门,你说我的脚背还能抬起来吗? 以后就只能这个样子了吗?"查体发现左小腿肌肉萎缩,左小腿外侧及足背浅感觉减退,左足呈下垂内翻位,左足背伸不能。

请讨论

(1) 根据患者主诉,你考虑引起足下垂的原因是神经系统疾病,还是肌肉系统疾病?

(2) 追问哪些病史可以帮助诊断病因?

(3) 需要做哪些体格检查以支持你的诊断?

教师参考意见

(1) 这是一名因外伤导致的腓总神经损伤患者,诊断较容易,但应提醒同学如何鉴别神经损伤与肌肉损伤。

(2) 包括当时外伤损伤部位,周围相关的神经及肌肉的走行及位置。复习腓总神经的解剖位置和特点,损伤后的典型临床表现,注意与引起足下垂其他疾病如腰椎神经根病、脑卒中、踝关节疾患等进行鉴别,提出其易受伤的原因。

(3) 引导学生思考需做鉴别诊断的疾病,并以此来选择合适的辅助检查。

第二回

进一步询问李先生受伤时是否出现这种情况。李先生表示当时因疼痛立刻就医,期间未再行走,故未注意这种情况。

请讨论

(1) 通过进一步询问病史,你的诊断是否有改变?

(2) 如诊断有改变或疑问,考虑需做哪些检查?

教师参考意见

(1) 是否此为石膏导致的医源性损伤? 或者是第一诊断漏诊导致延误治疗?

(2) 复习腓总神经走行支配的肌肉及其作用。

(3) 复习腓总神经的感觉支配区域,提醒同学神经损伤的表现分为运动及感觉两部分。

第三回

对患者的小腿进行肌力检查,发现患者无法完成背屈和内翻足的动作,但可引出动作。判断胫前肌肌力1级、腓骨肌肌力1级。浅感觉检查:患者小腿前外侧和足背的轻触觉减退、痛觉似有过敏。

请讨论

(1) 上述体格检查的目的何在?

(2) 以上的情况是否符合你目前的诊断?

(3) 你觉得还需要做哪些神经系统的特殊检查?

教师参考意见

(1) 引导学生对神经系统的系统检查,包括肌力、肌张力、深感觉、浅感觉检查方法。

(2) 肌电图检查是周围神经损伤的特殊检查。

场景2

第一回

肌电图检查提示腓总神经完全损伤。

请讨论

(1) 如果是不完全损伤,进一步该如何处理? 是否需要手术?

（2）在完全损伤的情况下，康复理疗的目的是什么？

教师参考意见

（1）近期发生的外伤性周围神经损伤，应建议以手术治疗，进行神经吻合。应引导学生认识神经鞘膜的完整性是周围神经再生的前提条件。

（2）在完全的神经损伤时，康复治疗的目的在于减少肌肉萎缩，防止关节粘连。可让学生假想，如果神经恢复，但这期间一直是足下垂状态，神经恢复是否代表功能的恢复？

第二回

给患者开具了康复处方：神经电刺激、踝关节被动活动。患者问何时复诊？什么情况下还是需要手术？

请讨论

（1）电刺激的作用是什么？

（2）踝关节的正常活动度是什么？

（3）如何与患者沟通可能发生的手术问题？ 保守治疗的观察时间是多少？

教师参考意见

（1）从神经恢复与肌肉萎缩两个角度来引导学生对电刺激进行理解。

（2）强调踝关节缺乏正常的活动度及活动时间会导致关节挛缩，长久下去会导致马蹄足。

（3）引导学生对患者提出的其他治疗方案进行解释，以及对患者进行必要的宣教。对二次手术的可能性进行讨论。

第三回

医师告知患者每周复查，受伤后 30 日再进行对比评定，如未见好转，则需行手术治疗。必要时可能要佩戴足托。

请讨论

何种情况下需要佩戴足托？

教师参考意见

（1）足托是在长期神经无法恢复的情况下使用，目的是为了改善患者的步态。

（2）患者目前为早期，不应过分强调足托的使用可能，以免打击患者康复锻炼的积极性，但同时也应提到这种可能性。

四、案例小结

(一) 腓总神经损伤概述

1. 损伤原因

(1) 闭合性损伤:如关节脱位或骨折,可挤压或牵拉神经;骨筋膜室综合征对神经血管的压迫;锐利骨折端刺破和切割作用致伤神经;暴力冲击钝性挫伤,石膏外固定压伤浅表神经;肢体被暴力牵拉等因素致伤神经。

(2) 开放性损伤:如锐器切割和火器伤致神经断裂;机器绞伤或撕脱伤等;这类神经损伤范围有时可达 20～30cm,治疗困难,预后差。

2. 腓总神经解剖位置

腓总神经于腘窝,沿股二头肌内缘斜行外下,经腓骨长肌两头之间绕腓骨颈,即分为腓浅、深神经。前者于腓骨长、短肌间下行,小腿下 1/3 穿出深筋膜至足背内侧和中间。后者于趾长伸肌和胫前肌间,贴骨间膜下降,与胫前动、静脉伴行,于拇、趾长伸肌之间之足背。

3. 腓总神经运动及感觉支配区

支配小腿前外侧伸肌群及小腿前外侧和足背皮肤。腓总神经易在腘窝部及腓骨小头处损伤,导致小腿前外侧伸肌麻痹,出现足背屈、外翻功能障碍,呈内翻下垂畸形。以及伸拇、伸趾功能丧失,呈屈曲状态,以及小腿前外侧和足背前、内侧感觉障碍。

4. 腓总神经损伤后主要表现

腓总神经易在腘窝部及腓骨小头处损伤,导致小腿前外侧伸肌麻痹,出现足背伸、外翻功能障碍,呈内翻下垂畸形。以及伸拇、伸趾功能丧失,呈屈曲状态,以及小腿前外侧和足背前、内侧感觉障碍。

(二) 腓总神经损伤后肌力检查方法

(1) 胫骨前肌肌力测定:嘱患者足背伸、内翻,医者给以阻力,并触摸该肌肉的收缩。

(2) 腓骨长肌肌力测定:嘱患者足尽量跖屈,并使足外翻,医者给以阻力。

(3) 腓骨短肌肌力测定:嘱患者足背伸并外展,医者给以阻力。

(三) 康复治疗

康复治疗的目的是早期预防各种并发症(如炎症、水肿等),晚期促进受损神经再生,促进运动及感觉功能恢复,防止肢体挛缩畸形,改善患者日常生活和工作能力,提高生活质量。

（1）早期：早期一般为发病后 1 周内。首先需去除病因,减少对神经的损害,预防关节挛缩发生,为神经再生做准备。

（2）恢复期：早期炎症、水肿消退后即进入恢复期。此期重点为促进神经再生,保持肌肉质量、增强肌力、促进感觉功能恢复。

参 考 文 献

［1］黄晓琳,燕铁斌. 康复医学［M］.5 版. 北京：人民卫生出版社,2013：181－185.
［2］时琳,裴楠,周春雷. PBF 生物电反馈结合 MTT 疗法治疗腓总神经损伤的效果［J］. 中国现代药物应用,2017,(13).
［3］田德虎,米立新,赵峰. 周围神经损伤的物理治疗［J］. 中国康复医学杂志,2004,(3)：239－240.

案例 4

闲不住的老人
（骨折的康复）

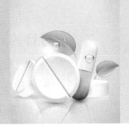

本案撰写者：杨帅　刘星洲

瑞金医院康复科

E-mail：mystone123@163.com

Tel：64370045-600713

一、案例摘要

患者，赵先生，男性，72岁。跌倒后左侧髋部疼痛伴左下肢活动受限3小时。有慢阻肺（COPD）病史6年。查体：神志清楚，痛苦病容，左侧髋部肿胀，左下肢较右侧略短缩，外旋50°，左侧腹股沟处压痛明显，左髋被动活动受限，活动时疼痛加剧，左侧股骨纵向叩击痛（＋），左足感觉、活动正常，左足背动脉搏动良好。急诊予以摄片示：左侧股骨粗隆间骨折（见图4-1）。患者接受

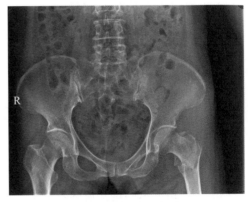

图 4-1　骨盆正位片

了左侧股骨近端防旋髓内钉（PNNA）固定术，术后经过系统康复治疗后，左侧髋关节骨折愈合良好，肢体活动障碍改善，基本恢复到骨折前的功能状态。

这是一例典型的髋关节骨折患者，讨论将就髋关节骨折术后的康复诊断、康复评定、康复治疗等逐一展开。康复医学是一门以功能为导向的临床医学，讨论时需引导同学在如何进行康复功能评定，如何准确找出患者存在功能障碍并针对性地制订康复治疗方案以及人文关怀等方面多加讨论。

二、学习目的

1. 基础医学（解剖、生理、药理等）

（1）掌握髋关节周围骨骼、肌肉系统解剖。

（2）掌握股骨头的供血特点。

（3）了解常用促骨生长药物的分类及其药理特性。

2. 临床医学（流行病学、疾病诊治、循证医学、预防医学等）

（1）了解髋关节骨折在我国的发病特点。

（2）了解髋关节骨折的诊断及鉴别诊断。

（3）了解髋关节骨折的临床治疗方法。

（4）掌握髋关节骨折的康复评定方法。

（5）掌握髋关节骨折的康复治疗方法。

3. 医学人文（医学伦理、卫生经济、医患沟通等）

（1）讨论在不同治疗方法下，如何帮助髋关节骨折患者更好地恢复肢体功能，最大限度地减少并发症的发生。

（2）讨论在现有医疗体制下如何使有限的康复医疗资源惠及更广大患者。

三、教学场景

场景 1

第一回

"120"急救车向医院急诊送入了一位患者。赵先生，男性，72 岁，是一位退休的老人。患者满脸痛苦地躺在平车上说："医生，我今天在家锻炼的时候不慎滑了一跤，然后就站不起来了，现在左边这条腿不能动了，一动就痛！"接诊的医生发现患者左侧髋部肿胀，左下肢摆放的位置和右侧有些区别，随后他摸到了患者的足背动脉搏动，并让他尝试活动活动脚。

请讨论

（1）针对患者的情况，请你整理关键信息有哪些？

（2）根据患者的病情，可能的诊断是什么？如何鉴别？

（3）若要进一步明确患者的疾病诊断，你还需要进行什么检查？

教师参考意见

(1) 这可能是一名髋关节骨折的患者,所以讨论可以围绕髋关节骨折的诊断、鉴别诊断进行。

(2) 讨论中需提醒学生,患者除完成相关的影像学检查之外,首先要对患者进行全面查体,根据患者肢体情况进行初步诊断,如左侧下肢有无短缩、外旋畸形,活动时疼痛情况等,让学生对此有所思考。

(3) 进一步询问相关信息时需注意提醒同学有关询问病史的次序及技巧。

第二回

进一步询问病史,患者既往有 COPD 病史 6 年,平日有散步、晨练习惯。进一步查体:患者平卧位,左下肢较右侧略短缩,外旋50°,左侧腹股沟处压痛明显,左髋被动活动受限,活动时疼痛加剧,左侧股骨纵向叩击痛(＋)。急诊予以摄片示:左侧股骨粗隆间骨折。请骨科医生会诊后建议行手术治疗,现患者已转入骨科行进一步治疗。转入病房前,患者还有一个疑问:"做完手术以后,我多久才能站起来呢? 我可是一个闲不住的人呐!"

请讨论

(1) 通过进一步询问病史及查体,有没有明确你对患者的诊断?

(2) 患者进一步治疗的可能方式有哪些?

(3) 康复治疗应该在什么时机介入?

教师参考意见

(1) 通过影像学检查,以及进一步的查体及病史,目前诊断为:左侧股骨粗隆间骨折。粗隆骨折的治疗分为手术治疗或保守疗法,目前,保守治疗的常用方法为牵引,适用于一般情况太差、无法耐受手术及麻醉、拒绝手术的患者,尤其是移位不明显的稳定型骨折伴有较严重的内科疾病不能接受手术的患者。保守治疗会增加患者的卧床时间,长期卧床的并发症有坠积性肺炎、压疮、血管栓塞、泌尿系统感染等,对于老年患者来说极大影响生活质量,增加死亡风险。手术治疗所选用的固定系统可以分为髓外固定系统和髓内固定系统两大类。应根据患者的骨折具体情况选择相应的固定系统,以决定具体的手术方式。目前,临床上较多选用的固定系统为股骨近端防旋髓内钉(proximal femoral nail antirotation, PFNA)。其优势为:操作简单,创伤小,手术时间短,术中出血少。

(2) 对于髋关节处骨折的患者来说,在保证生命安全和肢体完整的前提下,最首要的目标就是最大限度地恢复患肢的功能。无论采取何种临床处理方式,积极的康复指导都是非常必要的。随着肢体功能的改善,康复治疗的方案及地点也应随之调整,使患者逐步回归正常的生活。

(3) 讨论中适当提醒学生,髋部骨折后的康复计划应在术后立即开始。康复医师需要根据手术方案制定短期及长期的康复目标,并提供恰当的康复护理。

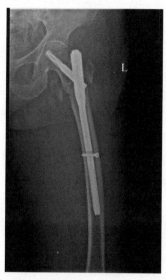

图 4-2　髋关节正位片(术后)

第三回

患者在骨科病房进行了全面系统的检查,排除相关手术禁忌证后,实施了左股骨粗隆间骨折切开复位髓内钉内固定术。现患者为术后 1 天,骨科医生请了康复科会诊,会诊医生先浏览了患者的病史,病史中查体如下:左侧髋关节外侧可见约 7 cm 手术切口,无明显渗出,周围软组织略肿胀,压痛(+)。徒手肌力测定:左股四头肌肌力 3 级,踝跖屈肌 5 级,踝背屈肌 5 级。

请讨论

(1) 你觉得还需要进行哪些体格检查?

(2) 患者目前的康复诊断是什么(即患者目前存在的主要康复问题)?

(3) 针对上述康复问题,请讨论患者的治疗方案。

教师参考意见

(1) 骨折术后康复方案的制定应在全面评估的基础上完成。注意引导学生从患者认知情况、疼痛水平、伤口情况、肌力、关节活动度等方面进行评估。

(2) 日常生活活动能力评定是康复评定中非常重要的一部分内容,需注意引导学生加以讨论。目前较为通用的 ADL 评分标准为改良 Barthel 指数评分,标准如表 4-1 所示。该患者目前的 ADL 的评分为:35 分,为严重功能障碍。

表 4-1　改良 Barthel 指数评分

项　目	评　价　标　准
(1) 大便	0 分=失禁或昏迷;5 分=偶尔失禁(每周<1 次);10 分=能控制
(2) 小便	0=失禁或昏迷或需由他人导尿;5=偶尔失禁(每 24 小时<1 次,每周>1 次);10=能控制
(3) 修饰	0=需帮助;5=独立洗脸、梳头、刷牙、剃须

（续表）

项目	评价标准
(4) 如厕	0＝依赖别人；5＝需部分帮助；10＝自理
(5) 吃饭	0＝依赖别人；5＝需部分帮助(夹饭、盛饭、切面包)；10＝全面自理
(6) 转移(床→椅，椅→床)	0＝完全依赖别人，不能坐；5＝需大量帮助(2 人)能坐；10＝需少量帮助(1 人)或指导；15＝自理
(7) 活动(步行)(在病房及其周围)	0＝不能步行；5＝在轮椅上独立行动；10＝需 1 人帮助步行(体力或语言指导)；15＝独立步行(可用辅助器)
(8) 穿衣	0＝依赖；5＝需一半帮助；10＝自理(系、开钮扣、关、开拉锁和穿鞋)
(9) 上楼梯(上下一段楼梯，用手杖也算独立)	0＝不能；5＝需帮助(体力或语言指导)；10＝自理
(10) 洗澡	0＝依赖；5＝自理
总分	

ADL 能力缺陷程度说明：此表是以患者日常实际表现作为评价依据，而不以患者可能具有的能力为准。(0～20 分＝极严重功能障碍；25～45 分＝严重功能障碍；50～70 分＝中度功能缺陷；75～95 分＝轻度功能缺陷；100 分＝ADL 自理)

(3) 康复医学是一门以功能为导向的科学，在通过全面评定后，注意引导学生找出患者存在的主要康复问题，并给出治疗方案。

该患者目前的康复诊断为：左下肢运动功能障碍；日常生活活动障碍；由于患者目前为术后状态，因此该阶段的康复治疗的重点应放在床上活动、转移训练以及肌肉力量的恢复等方面。

(4) 该环节一个特别需要注意的是：患者既往有 COPD 病史多年，围手术期可能出现慢支急性发作，影响肢体功能的康复，因此，在进行肢体功能康复的同时应注意心肺功能的训练，提高患者运动耐受量，防止并发症的发生。

场景 2

2 周后，患者的左髋外侧切口已愈合，在康复治疗时间外，他自己也遵循治疗师的建议自己进行一些简单的康复锻炼。经过床边康复治疗，患者左侧股四头肌肌力恢复到 4 级，髋关节活动度有所增加，最大屈曲角度为 60°。已经可以在协助下完成床边转移，使用助步器的情况下可在 7 min 内步行 30 m。患者现在最大的期望就是能独立行走。

请讨论

(1) 患者目前存在的主要康复问题是什么？他的康复目标应该如何设定？

(2) 针对上述康复问题，请讨论患者下一步的治疗方案。

教师参考意见

(1) 针对髋部骨折患者的康复评定，各阶段的基本需求是相同的，即从认知情况、疼痛水平、伤口情况、肌力、关节活动度以及日常生活能力方面对患者进行评估。患者目前 ADL 评分为 80 分，通过康复训练后有了极大的提升，但依然遗留一些运动功能上的障碍，因此目前主要的康复问题仍为左下肢运动功能障碍及日常生活活动障碍。

需告知学生，在完成住院手术治疗后，应将患者转入康复中心进行亚急性期康复治疗或者家庭/门诊诊疗，而此期间的康复目标是在确保安全的前提下，尽可能地恢复患者的肢体功能水平。

(2) 患者下肢控制能力需要进一步增强，髋关节活动度也有待提高，此时需要引导学生提出下一阶段康复方案：开始闭链或开链动力性练习，并从低水平加强肌力训练开始，如从无负重坐位屈髋，过渡到高水平的功能活动如上肢支撑下站立位屈髋等。

场景 3

术后 3 个月，患者来到康复门诊复诊，现在的他已脱离助步器，虽然走路还有些不稳，但已经可以独自步入诊室，他热情地打招呼："医生，谢谢你！你看，我现在活动完全没问题了！"经过查体，门诊医生发现患者左髋关节可基本完成全范围活动，左侧股四头肌肌力接近 5 级，复查 X 线片提示左髋关节骨折已基本愈合。

请讨论

(1) 你觉得该患者还需要继续进行康复治疗吗？

(2) 如果需要康复治疗，那治疗方案应如何制订？

教师参考意见

(1) 在此阶段，虽然患者已获得了足够的髋、膝部力量，但仍然需要进一步的康复治疗，以完成更高级的功能性活动而无明显步态偏差，此时应进行渐进性抗阻训练及功能性活动如脚踏车、台阶训练等。

(2) 患者目前已具备独立生活能力，可进行家庭康复训练，定期门诊随访，必要时给予相应的建议及指导。

四、案例小结

(一) 骨折概述

1. 骨折的并发症

(1) 早期并发症：休克,脂肪栓塞,脏器损伤,血管损伤,脊髓损伤,周围神经损伤,骨筋膜室综合征

(2) 晚期并发症：压疮、下肢深静脉血栓形成,感染,坠积性肺炎,损伤性骨化,关节僵硬,缺血性骨坏死,缺血性挛缩,创伤性关节炎。

2. 骨折的三大治疗原则

复位、固定、功能训练。

3. 骨折的康复治疗方法

(1) 第一阶段(骨折愈合期)康复：

任务：促进骨折愈合,预防并发症。

方法：运动疗法,物理治疗等。

作用：改善局部血液循环,促进血肿及渗出液的吸收,减少瘢痕粘连,减轻疼痛,促进骨折愈合。

(2) 第二阶段(骨折恢复期)康复：

目的：促进关节活动范围的恢复,促进肌力的恢复,加强日常生活活动能力和工作能力。

方法：恢复关节活动范围、肌力训练、作业疗法等。

4. 骨折的康复治疗作用

促进肿胀消退,减轻肌肉萎缩,防止关节挛缩,促进骨折愈合。

5. 骨折康复治疗的原则

(1) 早期康复：预防肌肉萎缩、关节挛缩、骨质疏松、创伤性关节炎等。

(2) 整体恢复：包括局部和整体的功能训练。

(3) 循序渐进：遵循骨折愈合的过程,不可暴力强行。

(二) 骨折的康复评定

1. 评定内容

(1) 骨折对位对线、骨痂形成情况,有无骨不愈合或延迟愈合,有无畸形愈合,有无感染、血管神经损伤等。

(2) 关节活动度。

（3）肌力。

（4）肢体长度及周径。

（5）感觉功能。

（6）ADL 能力，对于下肢骨折重点评定步行、负重等功能。

2. 骨折愈合的评定标准

（1）骨折愈合时间：骨折愈合的时间因患者年龄、身体情况不同而异，还和骨折的部分及严重程度相关。

（2）临床愈合标准：

① 骨折断端局部无压痛；

② 局部无纵向叩痛；

③ 骨折断端无异常活动；

④ X 线片显示骨折线模糊，有连续性骨痂通过断端骨折线；

⑤ 外固定解除后，上肢向前伸手持重 1 kg 达 1 min，下肢不扶拐在平地上连续行走 3 min，并不少于 30 步；

⑥ 连续观察 2 周，骨折断端不发生畸形。

3. 骨性愈合标准

（1）具备上述临床愈合所有条件。

（2）X 线片显示骨痂通过骨折线，骨折线消失或接近消失，皮质骨界限消失。

（三）股骨粗隆间骨折的康复治疗

1. 早期康复（术后 1 天～2 周）

患者体位由平卧位改为半卧位，并嘱患者主动进行深呼吸、咳痰，以防止发生肺部感染。

指导患者行患侧趾、踝关节主动屈伸运动：患肢固定肌肉放松，最大限度屈伸趾、踝关节，然后放松。每个弯曲动作保持 3 s 以上，20 次为一组，每天 4～6 组。

同时进行股四头肌等长收缩运动：踝关节背屈，绷紧腿部肌肉 5 s 后放松，再绷紧，再放松，20 次为一组，每天 3 组，并逐渐增加次数和延长时间。

术后第 2 天开始利用 CPM 机进行髋、膝、踝关节屈伸被动运动，30 分/次，2 次/天。患肢主动和被动锻炼以不痛及自觉有轻度疲乏感为限。

2. 中期康复（术后 3～4 周）

仰卧位屈髋、屈膝运动，主动为主，被动为辅；10 分/次，4 次/天～8 次/天。

等张收缩：直腿抬高，小范围屈膝屈髋活动，要求离床 20 cm，停顿 5～10 s；

10 次为一组,每天 3 组。

开始练习床边坐位,小腿下垂,并主动屈伸膝关节,逐渐增加运动幅度,进行患肢外展、坐起、躺下等主动练习,并行股四头肌、小腿三头肌及踝背伸肌等长收缩训练,条件具备后进行离床功能锻炼。

下床方法:患肢先移至健侧床边,健侧腿离床,并使脚着地,患肢外展、屈髋,由他人协助抬起上身,使患侧腿离床并使脚着地,再扶习步架或由他人搀扶站起,每次站立 5～10 min,上下午各一次,时间可逐渐延长。

3. 后期康复(4 周后)

术后 4～5 周始下地不负重行走,初始行走不宜过大过快,5～10 分/次,2 次/天;以后根据情况逐渐增加行走次数,延长行走时间。

术后 6 周、12 周作 X 线检查,了解骨痂生长情况,决定下地负重时间。

开始时部分负重,做提踵练习、半蹲起立练习,以增加负重肌的肌力,作髋部肌肉的抗阻屈伸训练。

X 线摄片有大量骨痂生长,骨折线模糊后方可完全负重。

参 考 文 献

[1] 黄晓琳,燕铁斌.康复医学[M].5 版.北京:人民卫生出版社,2013:186 - 190.
[2] 马文彬,王东.股骨粗隆间骨折治疗进展[J].中国社区医师,2017,20(22):5 - 7.
[3] 杜雁,王安庆,唐涛,等.老年股骨粗隆间骨折的手术与康复治疗[J].中国康复医学杂志,2007,22(8):747 - 747.

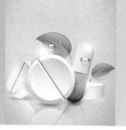

案例 5

上下楼的心病
（骨关节炎的康复）

本案撰写者：顾琳　张潇
瑞金康复医院康复科
E-mail：greenlinlin2003@yahoo.com.cn
Tel：64370045 - 600713

一、案例摘要

患者，李女士，女性，66 岁。反复左膝关节疼痛 2 年，加重半年。2 年前开始出现反复左膝关节疼痛，上下楼梯困难，休息后可缓解。近半年来，患者左膝关节疼痛明显，休息时也有疼痛，且久坐后站起时左膝关节有僵硬感，活动 5 min 左右后可消失。既往冠心病病史 5 年。查体：左膝关节肿胀，皮温较右侧略高，肤色正常，无发红。左膝内外侧副韧带处压痛（＋）。关节活动时有摩擦感。左膝关节主动活动范围受限，10°～120°。髌骨活动可。浮髌试验（一）。双下肢肌力肌张力及感觉检查正常。双膝腱反射对称，踝反射对称。病理征（一）。VAS 评分：6 分。X 线片：左膝关节退行性改变（见图 5 - 1）。红细胞沉降率（血沉）：25 mm/h。CRP（C 反应蛋白）10 mg/L。患者在住院中接受了类固醇抗消炎镇痛药等药物治疗及物理治疗。患者疼痛明显好转。

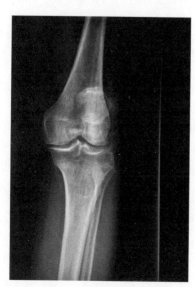

图 5 - 1　左膝关节正位片

这是一例较为典型的骨关节炎（左膝关节）患者，讨论将就骨关节炎的康复诊断、康复评定、康复治疗等逐一展开。康复医学是一门以功能为导向的临床医学，讨论时需引导同学在如何进行康复功能评定、如何准确找出患者存在功能障碍并针对性地做出康复治疗方案以及人文关怀等方面多加讨论。

二、学习目的

1. 基础医学(解剖、生理、药理等)

(1) 掌握神经、骨骼、肌肉系统解剖。

(2) 掌握骨关节的运动学。

(3) 掌握常用物理因子治疗方法的物理学基础。

(4) 熟悉骨关节炎的病理变化。

2. 临床医学(流行病学、疾病诊治、循证医学、预防医学等)

(1) 了解骨关节炎的在我国的发病特点。

(2) 了解骨关节炎的鉴别诊断。

(3) 了解骨关节炎的分类、危险因素及预防措施。

(4) 掌握骨关节炎的康复评定。

(5) 掌握运动与休息之间的平衡、疼痛处理、运动疗法、关节保护等。

(6) 了解支具与辅助器具、能量节约技术。

(7) 了解骨关节炎的预防措施。

3. 医学人文(医学伦理、卫生经济、医患沟通等)

(1) 讨论在我国目前生活习惯下如何更有效地降低骨关节炎的发病率。

(2) 讨论在现有医疗体制下如何使有限的康复医疗资源惠及更广大患者。

(3) 讨论如何在治疗中更好地和患者及家属沟通。

三、教学场景

场景 1

第一回

你是医院康复科的一名门诊医生。今天你看门诊时,家属送来了一名患者,李女士,女性,58 岁。患者反复左膝关节疼痛 2 年,加重半年,且久坐后站起时左膝关节有僵硬感,活动 5 min 左右后可消失。不能上下楼梯。患者告诉你说:"医生,我左膝盖痛了 2 年了,一开始也不在意,这半年上下楼梯都困难了。而且每次从坐到站,我都要反复活动膝盖才可以。我家住在 5 楼,以后我还能爬楼梯吗？我女儿马上要生孩子了，我还能帮他们带孩子吗？有没有什么好办法可以治好我的膝盖？"

请讨论

（1）针对患者的情况，你整理的关键信息有哪些？

（2）根据患者的病情，可能的原因有哪些？

（3）你还需要哪些信息来区别患者患病的原因？

教师参考意见

（1）这可能是一名膝关节炎患者，所以讨论可以围绕骨关节炎的诊断展开，包括骨关节炎发病的演变过程，加重因素。注意骨关节炎的查体。

（2）讨论中需提醒学生患者的性别、年龄、体重、疼痛的特点等，让学生对此有所思考。

（3）提醒同学进一步询问相关信息时需注意有关询问病史的次序及技巧。

第二回

进一步询问病史，患者既往有冠心病病史，膝关节有受凉史，否认左膝关节外伤史，否认血友病等继发性骨关节炎疾病史。患者疼痛有间歇性疼痛，逐渐发展至持续性疼痛。X 线片：左膝关节退行性改变（有骨赘形成、关节间隙狭窄）。患者补充道："以前医生有建议过吃钙片，但我吃完后胃不舒服，就再没吃其他药了。"

请讨论

（1）通过进一步询问病史，有没有明确你对患者的诊断。

（2）试从病因学角度分析骨关节炎的危险因素有哪些？

（3）针对上述危险因素，如何做好骨关节炎的一级预防？

教师参考意见

（1）目前，关于骨关节炎的危险因素众说纷纭，比如年龄、性别、种族、肥胖、遗传、创伤、免疫、关节软骨成分代谢异常等。得以公认的有 3 个：老龄化退变、创伤和肥胖。

（2）讨论中需提醒学生从骨关节炎危险因素的可控因素、可改变因素等方面进行疾病的一级预防讨论，让学生对此有所思考。另外包括康复在骨关节炎预防中起到的作用，如作业治疗中的环境改造、对生活方式的干预等。

第三回

听完患者的话，你开始进行体格检查：左膝关节肿胀，皮温较右侧略高，肤色正常，无发红。左膝内外侧副韧带处压痛（＋）。关节活动时有摩擦感。左膝关节主动活动范围受限,活动范围 $10°\sim120°$。髌骨活动可。浮髌试验(一)。双下肢肌力肌张力及感觉检查正常。双膝腱反射对称,踝反射对称。病理征(一)。VAS 评分:6 分。

请讨论

(1) 依据上述体检信息能否确定康复诊断?

(2) 你觉得还需要进行哪些体格检查?

(3) 患者目前的康复诊断是什么(即患者目前存在的主要康复问题)?

(4) 针对上述康复问题,请讨论患者的治疗方案?

教师参考意见

(1) 日常生活活动能力(ADL)评定是康复评定中非常重要的一部分内容,需注意引导学生加以讨论?

(2) 步态分析是对患者与步态相关的因素进行评定,找出患者存在的康复问题?

(3) 康复医学是一门以功能为导向的科学,在通过全面评定后,注意引导学生找出患者存在的主要康复问题,并给出治疗方案。

(4) 制订康复治疗方案时需注意患者整体情况,询问患者有冠心病病史,进行康复治疗需注意哪些事项。

场景 2

第一回

根据康复治疗目的:缓解疼痛,保护关节,维持或者增加关节活动度,维持或者增加肌力、耐力与平衡功能,改善功能,延缓和阻止病情发展。给予运动疗法、关节松动术、物理因子治疗[①止痛:电刺激(Tens 等)、中频电疗、激光等。②消炎止痛消肿:超短波等]。1 周后,患者至你处复诊。你观察她步入诊室的步态。步行时左下肢负重相缩短,迈步相延长,步幅缩小。患者说:"住院做了康复之后膝盖痛好多了,但还是不敢用左腿走路。"

请讨论

(1) 你觉得还需要进行哪些康复评定以了解患者的恢复情况?

(2) 患者目前存在的主要康复问题是什么?

(3) 针对上述康复问题,请讨论患者下一步的治疗方案。

教师参考意见

(1) 经过正规康复治疗,膝关节仍存在不稳定者,可使用护膝,改善膝关节稳定性,减轻疼痛和改善步行能力。以手杖辅助可减轻受患关节的负荷,方便行动。注意引导学生加以讨论。

(2)患者可独立步行,可完成少量上下楼梯活动,但膝关节运动仍感觉控制不佳,需引导学生在如何使用本体感觉神经肌肉促进技术(PNF 技术)促进本体感觉恢复方面进行讨论。同时注意相邻关节髋关节及踝关节的运动情况。

第二回

经康复治疗 3 周后,患者左膝关节疼痛明显缓解,可独立行走,可上下楼梯,日常生活完全自理,予以出院。

请讨论

(1)患者出院后饮食上应注意什么?

(2)出院前你对患者及家属有何医嘱?

教师参考意见

(1)合理饮食:对于肥胖患者来说,其目的在于减肥、减重。

(2)减少每日运动总量:剧烈运动会加速并加重患者关节的退变。例如,髋、膝骨关节炎患者要避免跑步,减少步行距离和时间,使受累关节得以较充分休息,避免过重或过劳。

(3)避免或减少屈膝运动:如上下楼梯,屈膝深蹲尤其会增加膝关节内的压力,增加膝关节负担,刺激病变组织从而引起剧烈疼痛。

四、案例小结

(一)骨关节炎概述

骨关节炎(osteoarthritis,OA)又称退行性关节炎、骨关节病、增生性关节炎,是以软骨破坏为特征的,由机械性、代谢、炎症和免疫等因素作用而造成的关节疾病。

WHO 专家组 1992 年对骨关节炎定义,骨关节炎是发生在滑液关节的一种发展缓慢、以局部关节软骨破坏并伴有相邻软骨下骨板骨质增生或骨唇形成为特征的骨关节病,可伴有不同程度的特异性滑膜炎症反应。

根据 1986 年美国风湿病学会定义,骨关节炎为符合下列特征的一组疾病:

(1)关节软骨完整性破坏。

(2)软骨下骨板的病变。

(3)关节边缘骨质增生。

(4) 有症状和体征。

1. 骨关节炎分类

骨关节炎分为原发性和继发性两大类。

(1) 原发性(特发性)骨关节炎：病因不明或者隐约不清的骨关节炎。

① 局部性：多见于膝、髋与足部。

② 全身性：多见于手指与脊柱。

(2) 继发性骨关节炎：继发于损伤、感染、劳损(过度使用)等因素的骨关节炎。

① 创伤性：关节骨折、半月板撕裂后继发。

② 先天或发育不良：先天性髋关节半脱位后继发。

③ 原发疾病或局部结构紊乱：股骨头缺血坏死后、痛风后继发。

④ 体重因素：肥胖引起关节软骨的额外负荷。

⑤ 反复过度的应力、摩擦或撞击：如铆工的第 1 腕掌关节，神经性关节炎(Charcot 关节炎)。

⑥ 各种关节炎造成的关节软骨不同程度的破坏后继发骨性关节炎：如血友病、大骨节病等。

2. 流行病学

(1) 患病率。据美国统计,65 岁以上人群多数受影响,75 岁以上人群 80% 受影响。骨关节炎在美国已成为仅次于缺血性心脏病导致工作能力丧失的第 2 位因素。在中国,老年人的骨关节炎发生率相当高,60 岁以上的人群中大约 50% 有骨关节炎,年龄在 75 岁以上的人群中骨关节炎发生率大约为 80%,据我国官方资料报道,现在我国超过 60 岁的人口已经占总人口的 10% 以上。

(2) 年龄。骨关节炎发生率：15～44 岁为 5%,大于 60 岁为 50%,大于 75 岁为 80%。本病的患病率随着年龄增加而升高。

(3) 部位。好发于人体负重部位如膝、髋关节、腰椎,特别是膝关节。

(4) 性别。男女性别在脊椎关节病上的差异不大,但膝、髋等部位发病以女性较多。根据国内的几组统计,男女患本病的比例约为 1：1.5。

3. 危险因素和发病机制

(1) 危险因素：目前,关于骨关节炎的危险因素众说纷纭,比如年龄、性别、种族、肥胖、遗传、创伤、免疫、关节软骨成分代谢异常等。得以公认的有 3 个：老龄化退变、创伤和肥胖。

(2) 发病机制：OA 是在力学和生物学因素共同作用下,软骨细胞、细胞外基质(ECM)及软骨下骨三者间分解和合成代谢失衡的结果。骨关节炎发病的根本原因是软骨的改变。关节软骨的成分为软骨细胞与基质两大类。软骨细胞占 5%,基质占 95%。基质中以胶原纤维Ⅱ型为主,占 50%,从软骨下骨板向软骨表面延伸成网状排列;另有 30% 为黏多糖,以透明质酸为主。随年龄增加,因创伤或疾病,关节软骨中Ⅱ型胶原纤维出现退化,它逐渐出现断裂及变短,使关节软骨失去了弹性,发生裂缝、大疱、糜烂与溃疡,使软骨表面呈毛刷状,粗糙不堪。不光滑的软骨面相互摩擦,使软骨损毁更进一步加重。这时关节软骨的完整性就遭到破坏。软骨脱落使软骨下骨板裸露,还可以在软骨骨板下出现大小不等的囊性变,这些囊性变还可以穿破骨板破向关节腔内,使关节软骨面更加残缺不全,此时病变已从软骨扩展至软骨下骨组织,提示疾病进一步恶化。

骨关节炎的病理变化不局限于软骨与骨组织,还可以影响到滑膜与韧带甚至关节囊。滑膜与韧带的病变都可以使它们在附着点发生骨质增生,由于它们附着的部位与增生的位置都在关节的边缘,因此可以在 X 线片上看到关节边缘有唇状骨质增生。

由于关节囊、韧带不断受到牵拉,出现有骨性附着点的骨质增生,不可以据此而诊断为骨关节炎。骨关节炎的存在必须要有症状和体征。

4. 关节软骨破坏分度、影像学分级

(1) 关节软骨破坏分度:

Ⅰ°(软化期):垂直纤维破裂,关节软骨变暗,失去其饱满状态,具有海绵一样的特性。

Ⅱ°(裂隙形成期):关节表面粗糙,不规则纤维化,有天鹅绒状表现,有裂隙形成。

Ⅲ°(碎裂期):有碎裂块从软骨上剥离,软骨面凹凸不平,但软骨下骨并未外露。

Ⅳ°(火山口形成、硬化期):片状关节软骨从软骨下骨上剥离,软骨下骨外露,并有硬化表现,损伤部位像火山口一样。

(2) 影像学分级:

根据 Kellgren 分级(根据放射学检查所见)。

0 级:正常。

1 级:可疑有关节间隙狭窄,似有骨赘。

2 级:有骨赘,关节间隙可疑狭窄或无。

3 级:有中等骨赘形成、关节间隙狭窄、关节面硬化以及关节似有变形。

4 级:有大量骨赘形成、明显关节间隙狭窄、关节面严重硬化以及关节变形。

5. 临床表现

（1）症状：

① 关节疼痛为常见症状，以钝痛为主。

其特点为：隐匿发作，缓慢进展，初为间歇性疼痛，随病情加重疼痛呈持续性；颈、腰及髋的骨关节炎疼痛可呈放射性；关节疼痛程度与 X 线片所显示的病变程度不成比例。疼痛与活动的关系：活动后可加重，休息后可缓解，静止后再活动，局部可出现短暂僵硬感，不超过 30 min。

② 活动受限。呈缓慢进展，早期仅在晨起或久坐后觉活动不灵活（晨僵），随病情进展，活动范围缩小，以至固定于某一姿势。

（2）体征：关节肿大、触痛、骨摩擦音、畸形和功能障碍。

（3）实验室检查：骨关节炎无特异性的实验室检查的指标。

（4）影像学检查：

受累关节按病情轻重程度，X 线片可出现以下改变：

① 关节边缘骨质增生和骨赘形成；

② 关节间隙不对称狭窄；

③ 软骨下骨质硬化；

④ 关节面下（软骨下）囊性变，少数有穿凿样骨改变；

⑤ 关节腔内游离体，亦称"关节鼠"；

⑥ 关节变形。

6. 诊断

根据患者的临床表现、体征和影像学等辅助检查，骨关节炎的诊断并不困难。目前，国内多采用美国风湿病学会的诊断标准。

（1）手骨关节炎的分类标准（临床标准，1990）。

① 近 1 个月大多数时间有手关节疼痛，发酸，发僵；

② 10 个指间关节中，骨性膨大关节≥2 个；

③ 掌指关节肿胀≤2 个；

④ 远端指间关节骨性膨大＞2 个；

⑤ 10 个指间关节中，畸形关节≥1 个。

满足①＋②＋③＋④条或①＋②＋③＋⑤条可诊断手骨关节炎。

（注：10 个指间关节为双侧第二、三远端及近端指间关节，双侧第 1 腕掌关节。）

（2）膝骨关节炎分类标准（1986）。

临床标准：

① 近 1 个月大多数时间有膝关节疼痛；

② 有骨摩擦音；

③ 晨僵≤30 min；

④ 年龄≥38 岁；

⑤ 有骨性膨大。

满足①+②+③+④条,或①+②+⑤条或①+④+⑤条者可诊断膝骨关节炎。

临床+放射学标准：

① 近1个月大多数时间有膝痛；

② X线片示骨赘形成；

③ 关节液检查符合骨关节炎；

④ 年龄≥40 岁；

⑤ 晨僵≤30 min；

⑥ 有骨摩擦音。

满足①+②条或①+③+⑤+⑥条,或①+④+⑤+⑥条者可诊断膝骨关节炎。

（3）髋骨关节炎分类标准（1991）。

临床+放射学标准：

① 近1个月大多数时间髋痛；

② 血沉≤20 mm/h；

③ X线片示骨赘形成；

④ X线片示髋关节间隙狭窄。

满足①+②+③条或①+②+④条或①+③+④条者可诊断髋骨关节炎。

7. 功能障碍及评估

（1）关节 ROM 评定。

（2）肌力评定。

（3）疼痛评定。

（4）关节压痛。

（5）步态分析。

（6）畸形分析。

（7）ADL 能力的评定。

（二）康复治疗

1. 骨关节炎与康复医学的关系

康复医学对于骨关节炎的预防、控制和治疗中的重要作用越来越被人们所重视。尤其强调采用科学的方式去做好三级预防。而对已经患病的关节,则采用积极的治疗方式。为防止关节的再损伤,或者因限制活动而造成的关节功能失调,制订高度个体化的康复治疗计划,以达到不同的治疗目标。严重的骨关节炎,需要进行关节镜手术,那么,手术后康复训练对恢复功能很重要。因此,应该说康复治疗是骨关节炎整体治疗的基础与关键。

2. 骨关节炎的康复治疗目的

骨关节炎的康复治疗目的是缓解疼痛,保护关节,维持或者增加关节活动度,维持或者增加肌力、耐力与平衡功能,改善功能,延缓和阻止病情发展。

3. 康复治疗措施

(1) 调整和改变生活方式。

① 减少每日运动总量:剧烈运动会加速和加重患者关节的退变。例如,髋、膝 OA 患者要避免跑步,减少步行距离和时间,使受累关节得以较充分休息,避免过重或过劳。

② 避免或减少屈膝运动:如上下楼梯,屈膝深蹲尤其会增加膝关节内的压力,增加膝关节负担,刺激病变组织引起剧烈疼痛。

③ 合理饮食:对于肥胖患者而言,其目的在于减肥、减重。

(2) 运动疗法。

运动疗法可维持或者改善关节活动范围,增加肌力,当肌肉的力量强了以后就能保护关节,减轻关节的疼痛,从而间接地减轻关节负荷、改善患者活动能力。研究表明,膝骨关节炎患者进行适当的医疗体操有助于减轻疼痛,效果甚至优于电疗。

① 等长练习:增强肌力,防止废用性肌萎缩。例如膝骨关节炎患者行股四头肌、腘绳肌等长收缩,每次持续 5 s,重复 30～50 次。

② 耐力运动:可改善患者的有氧运动能力,如游泳、散步、脚踏车等。

③ 保持关节最大活动度的运动:应由患者主动进行,循序渐进,每日锻炼 3 次以上。

(3) 关节松动术。

① 缓解疼痛以Ⅰ、Ⅱ手法为主;

② 改善关节活动度以Ⅲ、Ⅳ为主。

(4) 物理因子治疗。

物理治疗在骨关节炎的治疗中占重要地位,尤其对药物不能缓解症状或不能耐受者。急性期以止痛、消肿和改善功能为主;慢性期以增强局部血循环,改善关节功能为主。

具体方法有：

① 止痛：电刺激（Tens 等）、中频电疗、针灸疗法等。

② 消炎止痛消肿：热疗、超短波等。

（5）本体感觉神经肌肉促进技术（PNF 技术）。

利用 PNF 技术恢复或者强化姿势反应或者正常运动模式，应用特殊的要求促进靶肌群的直接效应或协同肌、拮抗肌的间接效应，用以治疗关节炎导致的功能障碍以及肌群的无力，可以取得较好的恢复。常用方法：D1、D2 下肢运动模式。

（6）戒烟。

临床观察发现，肥胖、高血压、吸烟和心理状态不佳，都会促进骨关节炎症状，应针对这些促发症状的危险因素予以处理，包括戒烟。

（7）矫形器或者助行器的使用。

① 手杖：以手杖辅助可减轻受患关节的负荷，方便行动。

② 护膝：适用于膝骨关节炎导致膝关节不稳定的患者，可以改善膝关节稳定性，减轻疼痛和改善步行能力。

③ 踝足矫形器：适用于踝关节骨关节炎，步行以及关节活动时产生疼痛的患者。

④ 轮椅：适用于髋、膝关节骨关节炎负重是疼痛剧烈，不能行走的患者。

（8）其他措施。

① 疾患关节的持续牵引。

② S-E-T 的应用：核心肌肉训练，弱链强化训练等。

参考文献

[1] 黄晓琳,燕铁斌. 康复医学[M]. 5 版. 北京：人民卫生出版社,2013：190-193.

[2] 姚丽,肖志锋,阚卫兵,等. 功能锻炼在膝关节骨性关节炎治疗中的应用[J]. 长春中医药大学学报,2015,(2)：318-321.

[3] 黄若葭,武俊英,许志强,等. 悬吊下进阶式闭链运动疗法对膝关节骨性关节炎患者平衡能力的影响[J]. 体育科学,2015,(2)：54-60.

[4] 韩雄波,吕群山,王建华,等. 物理因子与运动疗法治疗膝关节骨性关节炎的疗效观察[J]. 中国康复医学杂志,2006,(7)：636-637.

案例 6

受伤的左手
(手外伤的康复)

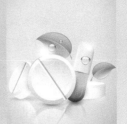

本案撰写者：杨帅

瑞金医院康复科

E-mail：mystone123@sina.com

Tel：64370045 - 600713

一、案例摘要

患者，李先生，男性，37 岁。左腕部锐器伤后疼痛、出血、活动受限 2 h。查体：左掌腕部可及 4 cm 左右斜行伤口，渗血，创缘整齐，左手示、中指及左腕屈曲受限，左桡侧三个半手指麻木，感觉减退，桡动脉搏动良好。X 线片未见明显骨折征象。患者急症行左腕外伤清创探查肌腱神经修复术，术后采用石膏固定，经过一段时间康复治疗后，左腕部伤口愈合良好，左手功能恢复，已回到受伤前的工作岗位中。

这是一例典型的手外伤患者，讨论将就手外伤术后的康复诊断、康复评定、康复治疗等逐一展开。康复医学是一门以功能为导向的临床医学，讨论时需引导同学在如何进行康复功能评定、如何准确找出患者存在功能障碍并针对性地制订康复治疗方案以及人文关怀等方面多加讨论。

二、学习目的

1. 基础医学（解剖、生理、药理等）

（1）掌握前臂的骨骼、肌神经系统解剖。

（2）掌握前臂肌肉的功能，掌握手的功能位及休息位。

（3）了解神经营养药物的分类及其药理特性。

2. 临床医学(流行病学、疾病诊治、循证医学、预防医学等)

(1) 了解手外伤的定义及诊断要点。

(2) 了解手外伤并发症的内容。

(3) 了解手外伤的治疗方法。

(4) 掌握手外伤的康复评定方法。

(5) 掌握手外伤后常见问题的康复治疗方法。

3. 医学人文(医学伦理、卫生经济、医患沟通等)

(1) 讨论在不同治疗方法下,如何帮助手外伤患者更好地恢复肢体功能,最大程度地减少并发症的发生。

(2) 讨论在现有医疗体制下如何使有限的康复医疗资源惠及更广大患者。

三、教学场景

场景 1

第一回

患者,李某,男性,37 岁,因"左腕部锐器伤后疼痛、出血、活动受限 2 h"入院。即刻受伤处疼痛剧烈、出血,左侧手指及腕关节活动均受限。于家中自行包扎后来我院急诊就诊。入院时患者精神状态尚可,伤手纱布包扎。

请讨论

(1) 针对患者的情况,你整理的关键信息有哪些?

(2) 患者可能的诊断是什么? 查体过程中需要注意哪些方面?

(3) 根据你的判断,你还需要什么辅助检查?

教师参考意见

(1) 这是一名手外伤的患者,所以讨论应从受伤的原因、方式开始,对患者病情有初步判断。

(2) 手外伤容易合并肌腱、血管神经的损伤,严重的手外伤还可能引起骨折,因此在对患者进行查体时应全面仔细,了解患者损伤程度,必要时摄 X 线片明确有无骨折,为进一步手术治疗做准备。

(3) 检查时应当注意人文关怀,切忌粗暴,避免加重患者痛苦,以及造成医源性二次损伤。

第二回

进一步询问病史，患者为伐木工，作业时不慎左手被电锯割伤，患者自受伤以来，无昏迷、恶心、呕吐及大小便失禁现象发生。查体：左掌腕部可及 4 cm 左右斜行伤口，渗血，创缘整齐，左手示、中指及左腕屈曲受限，左桡侧三个半手指麻木，感觉减退，桡动脉搏动良好。X 线片未见明显骨折征象。

请讨论

（1）根据上述病史及查体，你考虑目前可能的诊断是什么？

（2）患者进一步可能的治疗方式有哪些？

（3）康复治疗应该在什么时机介入？

教师参考意见

（1）手外伤后早期及时的清创探查，修复断裂的肌腱神经，术后积极的康复治疗，都对伤后手功能的恢复非常有利。

（2）讨论中需提醒学生手外伤后的康复计划应在术后早期开始，减少并发症的发生。康复医师需要根据患者损伤情况，制定短期及长期的康复目标，并提供恰当的康复护理。

第三回

急诊医生为患者实施了左手外伤清创探查修复术。术中发现患者左掌长肌、桡侧屈腕肌及示、中指屈肌腱均断裂，正中神经断裂，予以彻底清创后吻合断裂的肌腱神经。术后予以石膏托固定左侧前臂及腕关节。

请讨论

（1）患者存在神经、肌腱损伤，术后的注意事项包括哪些？

（2）患者目前的康复诊断是什么（即患者目前存在的主要康复问题）？

（3）针对上述康复问题，请讨论患者的治疗方案。

教师参考意见

（1）术后石膏托固定伤手，不同的损伤部位采取不同的固定位置，降低对肌腱的牵拉，促进愈合。可根据患者情况适当应用营养神经药物。

（2）手外伤后合并肌腱损伤，由于屈指浅、深肌腱在同一腱鞘内，容易发生术后粘连，因此要强调修复后早期活动的重要性。

（3）手术后 1～2 天开始早期活动，利用橡皮筋牵引被动屈曲指间关节。从术后开始至 4 周，在夹板内开始进行手指的被动屈曲/伸直练习。第 4 周，允许伤指主动屈曲。

场景 2

6 周后,患者已拆除左手石膏,左腕部稍肿胀,无明显压痛,左手示、中指可部分屈曲,指间关节屈伸略受限,左手仍略麻木。患者已开始进行生活自理能力的训练。

请讨论

(1) 患者目前存在的主要康复问题是什么?

(2) 针对上述康复问题,患者下一步的治疗方案是什么?

教师参考意见

(1) 无论是创伤或炎症,都会引起组织水肿。如果水肿持续存在,将会造成局部组织的粘连、僵硬。处理的方法包括:

① 术后早期抬高患肢促进回流;

② 早期手夹板固定;

③ 主动运动;

④ 慢性水肿需要采用压力治疗;

⑤ 物理因子治疗,如短波、超声波等。

(2) 患者手部石膏固定后出现关节僵硬,如不及时处理将会导致纤维素沉积,韧带缩短、挛缩,进一步影响关节功能。对于关节僵硬,主要是采取控制水肿,加强主、被动运动,动力夹板牵引等方法,如果挛缩畸形严重,也可考虑手术治疗。

(3) 许多日常生活活动有赖于强度和耐力的综合,康复治疗可采取进行性抗阻运动练习等方式增加手的耐力,减少疲劳度。

四、案例小结

(一) 概念

手外伤康复是在手外科的诊断和处理的基础上,针对手功能障碍的各种因素。例如,瘢痕、挛缩、粘连、肿胀、关节僵硬、肌肉萎缩、感觉丧失或异常等,采用相应的物理治疗、运动疗法、作业疗法以及手夹板、辅助器具等手段,使伤手恢复最大限度的功能,以适应每日日常生活活动和工作、学习。

1. 手的休息位

当手在不用任何力量时,手的内在肌和外在肌张力处于相对平衡状态,这种手的自然位置称为"手的休息位"。当手处于休息位时,腕关节背伸 $10°\sim15°$,并有轻度尺偏;手指的掌指关节及指间关节呈半屈曲状态,从示指到小指,越向尺侧屈曲越多。各指尖端指向舟骨结节;拇指轻度外展,指腹接近或触及示指远节指间关节的桡侧。

2. 手的功能位

手在这个位置上能够很快地做出不同的动作。当手处于功能位时,腕关节背伸 20°～25°,拇指处于对掌位,掌指及指间关节微屈。其他手指略为分开,掌指关节及近侧指间关节半屈曲,远侧指间关节微屈曲。

3. 手部肌腱的分区

通用的手部肌腱分区是把手的屈指肌腱分为 5 个区,将伸指肌腱划分为 8 个区,伸拇指肌腱划分为 6 个区。

(二) 手外伤的康复评定

1. 一般检查评定

(1)望诊:包括皮肤的营养状况,色泽、纹理,有无瘢痕、伤口,皮肤有无红肿、溃疡,手及手指有无畸形。

(2)触诊:可以感觉皮肤的温度、弹性、软组织质地,以及检查皮肤毛细血管反应,判断手指的血液循环情况。

(3)动诊:手部关节活动度的检查,可分为主动和被动活动。

(4)量诊:包括关节活动度、肢体周径、肢体长度和容积的测定。

2. 功能评定

(1)关节活动度的测量:使用量角器分别测量手指的掌指关节(metacarpal phalangeal joint,MP)、近侧指(趾)间关节[proximal interphalangeal (joint), PIP]和远侧指间关节(distalinterphalangeal (joint),DIP)的主动和被动活动范围。

(2)手指总主动活动度评价法:测量掌指关节,近、远侧指间关节主动屈曲度,减去上述关节伸直受限角度之和。

总主动屈曲度(MP＋PIP＋DIP)－总主动伸直受限度(MP＋PIP＋DIP)＝总主动活动度(total active motion,TAM)

(3)总被动活动度测量:测量掌指关节,远、近侧指间挂接被动屈曲度综合,减去 3 个关节被动伸直受限角度之和。

(4)肌力测试:

① 手的握力;

② 拇指分别与示、中、环、小指的捏力;

③ 拇指与示、中指同时的捏力;

④ 拇指与示指桡侧的侧捏力；

⑤ 徒手肌力检查,握力计、捏力计检查。

(5) 感觉测试：

① 手指触觉、痛觉、温度觉和实体觉测定；

② 两点辨别试验；

③ Moberg 拾物试验；

④ 肢体体积测量。

(6) 灵巧性、协调性的测试。

（三）手外伤常见问题的处理

1. 水肿的消除

抬高患肢；前臂和手部肌肉有节奏的动力性或静力性收缩和放松,促进静脉、淋巴回流,加速渗出物的吸收；用红外线、蜡疗等理疗方法加强患肢血液循环,增强血管壁通透性,加速渗出物的吸收。其他方法：按摩,压力治疗等。

2. 增生性瘢痕的处理

超声波疗法,音频电疗法,蜡疗法,加压治疗法,按摩法,牵伸瘢痕组织的被动运动,夹板。

（四）手部骨折后康复治疗要点

治疗原则：复位、固定、功能训练

1. 骨折术后的固定期（早期）

(1) 控制水肿,促进骨折愈合。

(2) 稳定性骨折,肿胀和疼痛减轻（伤后 5～7 天）,可以开始主动活动。

(3) 不稳定骨折和复合骨折脱位者,应固定 3 周后再开始主动运动练习。

2. 骨折临床愈合期（后期）

(1) 消除残存的肿胀。

(2) 软化松解纤维瘢痕组织。

(3) 增加关节 ROM。

(4) 恢复正常的肌力和耐力。

(5) 恢复手功能的协调性和灵活性。

（五）指屈肌腱修复术后康复治疗要点

肌腱损伤修复后最主要的功能障碍是瘢痕粘连造成肌腱活动度受限。正常肌腱活动度即肌腱上下滑动范围在腕部约为各伸指肌腱 5 cm,屈指肌腱 5 cm。

(六) 周围神经修复术后康复治疗要点

康复目的：主要是教会患者自我保护及代偿能力。

1. 康复要点

(1) 经常检查皮肤有无压痛及过度使用皮肤的炎症。

(2) 瘫痪或肌力微弱的肌肉应该避免过分牵拉或挛缩。

(3) 被动关节活动范围训练时,应防止过牵。

(4) 选择保护性夹板,预防姿势性挛缩。

2. 手感觉的恢复顺序

痛觉和温度觉→30 Hz 振动觉→移动性触觉→恒定性触觉→辨别觉。早期主要是痛温觉、触觉和定位、定向的训练;后期主要是辨别觉训练。

3. 周围神经损伤后的康复

(1) 正中神经损伤康复：低位正中神经麻痹的动力型夹板,维持拇指外展、伸直和对掌位,防止拇指内收挛缩。

(2) 尺神经损伤康复：佩戴 MP 关节阻挡夹板,防止环、小指爪形指畸形。

(3) 桡神经损伤康复：使用腕关节固定夹板,维持腕关节伸直,掌指关节伸直,拇指外展位。预防伸肌过牵。协助手的抓握、放松功能。

参 考 文 献

[1] 黄晓琳,燕铁斌.康复医学[M].5 版.北京：人民卫生出版社,2013：186-190.
[2] 陆廷仁.骨科康复学[M].北京：人民卫生出版社,2007.

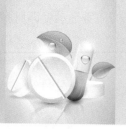

案例 7
重获新生的关节
（人工关节置换术后的康复）

本案撰写者：吉杰　姚小玲

瑞金医院康复科

E-mail：Jijie2007@sohu.com

Tel：64370045－600713

一、案例摘要

患者，郭先生，男性，79 岁。左侧髋关节置换术后活动受限 10 天。11 天前被人推倒后臀部着地，出现左髋关节疼痛，不能活动，X 线片显示"左股骨颈骨折"（见图 7-1），行左侧髋关节置换术（见图 7-2），现术后 10 天，左下肢活动障碍收住院。查体：神志清楚，言语清晰，对答切题。左下肢近端轻度肿胀，轻触有

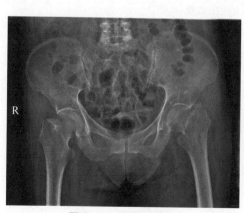

图 7-1　术前 X 线片

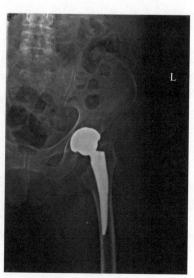

图 7-2　术后 X 线片

酸胀感,压之疼痛。左髋屈曲 20°,伸直 0°,终末端疼痛(＋)。左下肢近端肌力Ⅱ级,远端Ⅴ级。左侧足底纵向叩击痛(－)。病理征(－),双侧膝反射对称。左髋外侧可见一长约 15 cm 的手术切口,渗出量少。巴氏指数:大便 10＋小便 10＋修饰 5＋如厕 0＋饮食 0＋转移 0＋行动 5＋穿衣 0＋台阶 0＋洗澡 0＝30 分。患者入院后经过系统康复治疗后,左侧肢体活动障碍明显改善,日常生活完全自理后出院。

这是一例较为典型的髋关节置换术后恢复期患者,讨论将就髋关节置换术后的康复诊断、康复评定、康复治疗等逐一展开。康复医学是一门以功能为导向的临床医学,讨论时需引导同学在如何进行康复功能评定、如何准确找出患者存在功能障碍并针对性地做出康复治疗方案以及人文关怀等方面多加讨论。

二、学习目的

1. 基础医学(解剖、生理、药理等)

掌握关节、肌肉系统解剖。

2. 临床医学(流行病学、疾病诊治、循证医学、预防医学等)

(1) 了解关节置换术的概念。

(2) 掌握关节置换术后的康复评定方法及康复治疗方法。

(3) 掌握关节置换术后关节周围肌肉训练方法。

(4) 掌握关节置换术后关节活动范围训练方法。

3. 医学人文(医学伦理、卫生经济、医患沟通等)

讨论如何在治疗中更好地和患者及家属沟通。

三、教学场景

场景 1

第一回

你是医院康复科一名住院医师,今天接收一个平车推入的新患者。郭先生,男性,79 岁。左下肢活动受限 10 天。神志清楚,言语清晰,对答切题。左髋外侧可见一长约 15 cm 的手术切口,渗出量少。双上肢及右下肢活动正常。曾有跌倒史。

请讨论

(1) 针对郭先生的情况,你认为还需要补充的信息有哪些?

（2）通过进一步询问病史，有没有明确你对郭先生的诊断？

教师参考意见

（1）进一步询问相关信息时需注意提醒同学有关询问病史的次序及技巧。

（2）向学生简单介绍骨科处理及相关术式。

第二回

当进一步询问病史，患者曾被人推倒后臀部着地，出现左髋关节疼痛，不能活动，行 X 线检查显示"左股骨颈骨折"，行左侧髋关节置换术。查体：左下肢近端肌力 2 级，远端 5 级。左侧足底纵向叩击痛（一）。病理征（一），双侧膝反射对称。现左下肢活动障碍。

请讨论

（1）试分析行髋关节置换的适应证有哪些？

（2）制订康复治疗方案时特别需要注意什么问题？

教师参考意见

（1）髋关节置换的适应证有很多，如外伤后股骨颈骨折、股骨头缺血性坏死等。

（2）髋关节置换术后需要针对术后不同阶段制订有针对性的治疗方案。

第三回

体格检查：神志清楚，言语清晰，对答切题。目前术后 10 天，卧床，左下肢近端轻度肿胀，轻触有酸胀感，压之疼痛。右髋屈曲 20°，伸直 0°，终末端疼痛（＋）。改良巴氏指数：大便 10＋小便 10＋修饰 5＋如厕 0＋饮食 0＋转移 0＋行动 5＋穿衣 0＋台阶 0＋洗澡 0＝30 分。

请讨论

（1）依据上述体检信息能否确定康复诊断？

（2）患者目前存在的主要康复问题有哪些？

（3）针对上述康复问题，请讨论患者的治疗方案。

教师参考意见

（1）康复医学是一门以功能为导向的科学，在通过全面评定后，注意引导学生找出患者存在的主要康复问题，并给出治疗方案。

（2）日常生活活动能力（ADL）评定是康复评定中非常重要的一块内容，需注意引导学生加以讨论。

场景2

某日(入院4天),患者自行下地行走时,并欲弯腰去捡钥匙。

请讨论

(1) 你觉得这个动作能否进行?

(2) 如不能,为什么?

教师参考意见

重点指出几种应该避免的姿势,避免人工关节脱出。

(1) 髋屈曲超过90°(见图7-3)。

(2) 下肢内收超过身体中线(见图7-4)。

(3) 伸髋外旋及屈髋内旋。

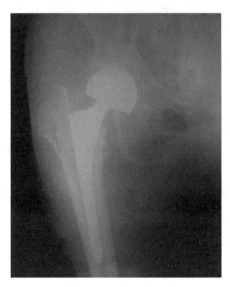 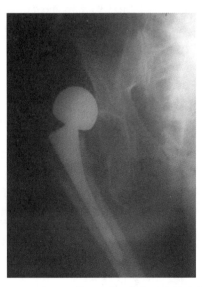

图7-3 右髋关节正位片(屈髋超过90°) 图7-4 右髋关节正位片(内收过身体中线)

场景3

3周后患者左下肢功能改善,目前左髋关节屈曲80°,欲出院。

请讨论

(1) 你认为该患者是否需要继续康复治疗?

(2) 你会如何交代患者随诊?

(3) 如果需要随访,你认为重点需要关注哪些方面?

教师参考意见

（1）患者需要继续康复治疗，只是治疗的地点方式有所不同，早期住院治疗，后期社区、家庭治疗等。需引导学生进行讨论。

（2）随访亦须根据患者恢复的不同阶段，有针对地进行。内容包括 X 线片、（疼痛、功能和关节活动）功能评分、骨密度检查。

四、案例小结

人工关节置换的目的是缓解疼痛、矫正畸形、重建一个稳定的关节，恢复和改善关节的运动功能。

髋关节置换的适应证：

（1）因类风湿关节炎、创伤性关节炎、骨性关节炎或缺血坏死所引起的关节破坏，由此髋关节在活动时或负重时严重疼痛。

（2）髋关节僵硬。

（3）髋关节不稳定或畸形。

（4）先前髋关节手术失败。

在欧美国家，全髋关节置换术是继胆囊切除术后占第 2 位的手术。目前，国内许多大医院开展了全髋关节置换手术，手术技术操作已逐渐完善及提高，但术后通常需较长时间卧床，影响患者功能恢复。术后早期康复训练对恢复患者肢体功能十分重要，并直接影响手术治疗效果及患者以后的生活质量。全髋关节置换术后康复训练的目的在于指导患者如何在术后早期开始康复训练，促进患者早日康复。

（一）术前指导

行全髋关节置换术的患者大多为股骨颈骨折及股骨头病变患者，术前指导的重点是减少病变损害的程度，减轻患者的痛苦及心理负担，学习并掌握术后锻炼的方法，为术后康复打下基础。具体方法为如下。

（1）尽量维持患侧下肢于中立位，必要时用箱型足夹板或穿"丁"字鞋，避免过多移动加重病变部位的损伤。

（2）在积极准备手术的同时，患者应根据治疗需要（如股骨颈骨折）进行患侧下肢持续皮牵引或骨牵引，牵引重量为 3～5 kg（1 kgf＝9.8 N），作用是减轻损伤部位的疼痛及肌肉痉挛，减轻髋关节内及病变部位的压力，防止病变部位损伤进一步加重，尽可能维持患肢于中立位。

（3）重点应加强患侧髋外展肌群、股四头肌静力性收缩练习以及踝关节、足趾的主动活动,要求每次收缩保持 10 s,重复 10～15 次,每天 2～3 次。

（4）加强健侧下肢各关节主动活动和肌力练习,包括直腿抬高、做髋膝踝抗阻屈伸运动,次数根据患者的体力情况而定,每天 2～3 次。

（5）教会患者如何使用拐杖或助行器进行不负重触地式步行,为术后持拐步行做准备。

（6）肥胖者应注意术前控制体重,以减轻患髋的承受力。

（二）术后康复训练

1. 术后第 1 周

康复的重点是减轻患者症状,促进创口愈合,防止肌肉萎缩,改善关节活动范围。具体方法如下。

（1）维持患侧下肢于特殊低位:在髋关节无旋转的情况下,取轻度外展位（20°～30°),在双大腿之间安放枕头,保持两腿分开,绝对避免患髋内收,必要时让患者穿上“丁”字鞋或箱型足夹板防止髋内/外旋。

（2）由骨科医生决定是否采用患肢持续皮牵引（同术前指导）。

（3）对取外侧入路切口的患者,术后第 2 天取半坐位（30°～45°)及床边扶持下坐位,坐位时间不宜过长,开始 5 min,逐渐增加至 15～20 min。而取后侧入路切口的患者不宜过早坐起。

（4）术后第 2 天开始进行膝部按摩,加强对髌骨的滑动和挤压,同时进行髌骨周围、膝关节后部及小腿后部的按摩与挤压,防止关节粘连,改善患侧下肢血液循环。

（5）术后第 2 天进行患侧踝关节主动屈伸活动或抗阻活动,由他人在患者足背、足底施加一定阻力,或做踝关节静力性背屈、柘屈收缩练习。

（6）术后第 3 天,床旁无负重站立训练。首次站立时间不宜过长,开始 5 min,逐渐增加至 15～20 min。

（7）术后第 3～5 天加强患侧股四头肌肌力训练,具体方法如下。

① 做股四头肌静力收缩练习,每次保持 10～15 s,重复 10～20 次。

② 术后第 3 天开始进行髋、膝关节被动活动,对外侧入路切口的患者被动屈髋度数由小到大（15～30°),后方入路切口屈髋度数在 10°以内,活动中动作要求缓慢,要求患者下肢充分放松,以不引起明显疼痛为度。活动中注意避免髋内收及旋转,被动活动由他人帮助进行。可借助吊带,利用健手、健腿的力量带动患侧下肢活动,或在膝下垫枕,使髋、膝处于屈曲状态（度数同上)保持 30 min。

每天重复 2～3 次为宜。

③ 术后第 3～4 天开始,在膝下垫枕,以膝部为支点,让患者将小腿抬离床面做伸膝动作,并在空中保持 10 s,缓慢放下,重复 10～20 次。

④ 术后第 4～5 天开始,由他人将患者身体向患侧外移至床边,让小腿自然垂挂于床边,使膝关节弯曲达到 90°。移动中注意避免髋旋转。

⑤ 术后第 5 天,在膝下垫枕使髋弯曲 10°～20°,以膝部为支点做挺髋动作,即抬臀动作。

(8) 术后第 3 天开始,通过双肘支撑,在他人帮助下或双手握住床上方的吊环挺起上半身,同时臀部抬离床面,保持 10～15 s,重复 5～10 次。

(9) 生活能力训练:主要是练习床上移动,在术后第 2～3 天,在他人帮助下向侧方移动:患者健腿弯曲用力支撑床面的同时抬起臀部,他人在患者患侧一手托住臀部,另一手托住膝部,使患腿与臀部同时托起。在健腿用力下,身体和患肢同步向侧方移动。注意切忌身体侧方移动时下肢仍固定不动而造成患髋内收;一般情况下,不允许侧卧位。如特殊情况(如预防并发症或治疗的需要)必须侧卧者,在向健侧翻身时,需要由有经验的治疗师或护理人员协作进行,一手托住臀部,另一手托住膝部,将患腿与身体同时转为侧卧位,并在两腿间垫上枕头,使髋部处于一定的外展位。移动过程中应切忌髋部内收、旋转。

2. 术后第 2 周

康复重点是加强患侧下肢不负重下的主动运动,改善关节活动范围,进一步提高肌力,增加床上自主活动能力。

(1) 在无痛范围下进行主动的患侧髋膝屈伸能力训练,屈髋度数为 45°～60°(侧入路切口)或小于 30°(后入路切口),可在患肢下方放置一滑板,患侧足跟置于空心圆垫上在滑板上做下肢屈伸活动。

(2) 在无痛范围内加强患侧髋周围肌群的力量性训练。股四头肌训练有几种方法:助力下直腿抬高,即在床上方装一固定滑轮,用吊带的一头托住踝部,另一头患者自己用手握住。通过手的助力帮助完成直腿抬高动。直腿抬高度数为 30°,每个动作保持 10 s,重复 20～30 次,并逐渐减少手的助力,向主动直腿抬高过渡;主动进行下肢直腿抬高活动,方法同上;身体向患侧移动或向下移至床边,让小腿自然垂挂于床边,膝弯曲 90°。然后做主动伸膝运动,保持 10 s,重复 20～30 次,可能的情况下进行渐进性抗阻练习。活动中避免髋部的旋转。

(3) 逐渐抬高床头高度,直至患者能在上半坐位。外侧入路切口的患者,上半身抬高 45°～60°,后方入路切口为 30°以内。每天重复多次,以克服体位性低血压的影响。有条件时可用直立床训练患者。

（4）加强床边体位转换训练，包括以下：

① 半坐躺转换练习：利用双上肢和健腿支撑力向侧方移动身体，并与床边成一定角度。患侧下肢抬离床面与身体同时移动，使得双小腿能自然垂于床边。然后双上肢及健腿用力支撑半坐起。要求身体重量尽量落在患侧，患髋弯曲不要超过 70°（后入路切口）或 90°（侧入路切口），并保持两腿分开。半坐起后可在背部用支持垫稳住，躺下则是上面的逆向重复。要求高床脚、硬床板，以减轻患者坐起时患髋的屈曲程度。

② 坐站转换练习：患者在高床边坐位下，健腿着地，患腿朝前放置（防止内收及旋转），利用健腿的蹬力和双上肢在身体两侧的支撑力下挺起臀并借助他人的拉力站起；注意在转换过程中避免身体向两侧转动。有条件时，利用直立床帮助患者从卧站体位转换。站立位下健腿完全负重，患腿可不负重触地。

（5）克服直立性低血压后，在床边（或平行杠内）练习健腿支撑站立平衡，保持健腿能单独支撑 5～10 min，此时患腿不负重触地。

（6）在平行杠或四脚助行器内进行健腿支撑三点式步行、转体训练以适应以后的辅助步行。患腿不负重，做小范围触地式摆动。

（7）逐渐从平行杠内过渡到扶双拐行走，以健腿支撑三点式步态行走为主，患肢不负重，作小范围的触地式摆动。

3. 术后第 3 周

康复的重点是继续巩固以往的训练效果，提高日常生活自理能力，患腿逐渐恢复负重能力，加强步态训练。

（1）在仰卧位下做双下肢空踩自行车活动 20～30 次，患髋屈曲度数在 90°以内（侧入路切口）。每 10 次为 1 组，中间休息 1 min。这样既改善了下肢诸关节的活动范围，又训练了股四头肌的肌力。

（2）做四点支撑半桥运动，即在双肘及双下肢屈曲位支撑下抬臀并在空中保持 10 s，重复进行 10～20 次，动作要求缓慢进行。

（3）加强步行训练，开始在平行杠内进行，将步行周期中的摆动期和静止期分解，进行前后交替迈步训练。待患腿的前后摆动符合步行要求，且患腿在部分负重状态下无不适感，可让患者完成一个步行周期，并逐渐增加步数和距离。如果发现患者行走速度减慢，步态异常，表示患者疲劳，应休息。一旦患者在平行杠内的步行（单髋置换为三点式，双髋置换为四点式）平稳顺利，应过渡到持拐杖步行，训练的方式与平行杠内一样。有条件者可进行水疗，以减轻患髋的负重，训练正常步态。

（4）股四头肌渐进抗阻训练，提高患侧下肢的肌力。

（5）改善及提高日常生活自理能力，患者可借助一些辅助设备完成日常的穿裤、穿鞋袜、洗澡、移动、取物等活动，常用的辅助设备有助行器、拐杖（棍）、套袜器、穿鞋（裤）辅助具、持物器、洗澡用长柄海绵等，以此减少患者患髋的弯曲度数，提高日常生活自理能力。

（6）进行适当的环境改造，如加高床、椅、坐厕的高度，坐椅两边最好有扶手以方便患者坐立。让患者尽量睡硬板床，穿松紧鞋和宽松裤，方便患者完成动作。

4. 术后 4 周～3 个月

康复的重点是进一步改善和提高第 3 周的治疗效果，逐渐改善患髋的活动范围，增加患髋的负重能力，使人工置换的髋关节功能逐渐接近正常水平，达到全面康复的目的。

（1）进一步提高步行能力，从扶拐杖步行逐渐到扶手杖步行。但要求具备下面两个条件：患者能在手杖的帮助下，有足够的支撑力完成步行中静止期患肢的负重；患侧股四头肌能完成渐进抗阻的阻力至少 8 kg 以上。注意 3 个月内持拐步行、过障碍时患腿仅为触地式部分负重。上下楼梯活动，早期主要是扶拐下、健腿支撑上。患腿从不负重到部分负重，但要求健腿先上，患腿先下，减少患髋的弯曲和负重。还可以在运动平板上进一步改善步态、步速和步行的距离，提高患者实际步行能力（上下坡、过障碍、过马路等）。最后过渡到弃杖步行。

（2）在平衡器上训练身体重心转移，逐渐增加患腿的负重量（从身体重量的1/3 开始过渡到全部重量）。

（3）下肢肌力训练和日常生活能力的训练方法同上。让患者自己能正确掌握，以利其回家后按要求操作。

5. 髋关节保护技术

重点强调在整个康复治疗期间，加强人工置换关节的保护，防止置换关节的脱位。因为，依靠新的关节囊组织的形成及其周围肌张力的增加来重建关节的稳定性需要一个过程，所以，在康复过程中必须注意如下几点。

（1）手术后 3 个月禁止髋关节内收（向内收拢）、内旋（向内旋转）手术侧关节，不要把患肢架在另一条腿上（即跷腿动作）。3 个月期间平躺时，可在两大腿之间安放枕头以保持双腿分开。

（2）术后 3 个月防止髋关节屈曲超过 90°，要禁止下蹲取物和坐在能使髋部弯曲超过 90°的低椅或低床上，需借助一些辅助设备完成日常活动。

（3）术后 1～2 周内禁止患髋关节过早负重，术后第 3 周可部分负重（触地式负重），3 个月以后过渡到完全负重。步行训练遵循平行杠-助行器-扶双拐、杖-扶单拐杖-多脚拐杖-扶手杖(臂杖)-弃杖的过程循序渐进,直至最后完成步行、快走、游泳、骑车等活动。为防止人工关节的松动,应禁止跑步、跳跃和举重物等活动,防止体重过重以加重髋部负担。

(4) 术后早期,为防止出血造成髋关节感染,临时预防可用抗生素。当伴有外周性感染时(如全身性疾病、扁桃体炎),用抗生素防止全身感染。

(5) 术后 3 周争取达到日常生活自理。但 6 个月内一些与下肢有关的日常活动应按规定要求操作。及时矫正和禁止不规范动作及姿势(如跷腿坐、下蹲、坐矮凳等)。穿鞋袜尽量用辅助具,以避免患髋过屈。

(6) 功能训练中以不引起患侧髋部疼痛或明显不适为度。训练量由小到大,循序渐进,避免过度疲劳。

(7) 日常活动中,采用能量保存技术以减少患者过多能量的消耗,保存体力,防止继发损伤和劳损。这些包括:利用推车移动物体,尽量避免自己搬动物体;制定合理的日常活动程序,尽量避免不必要的重复动作;尽量采用高脚椅凳坐位下操作,避免长时间的站立。

患者从医院返回家中后,仍应按以上程序和要求坚持训练,定期与手术医生和康复医生取得联系,进行检查和功能评定,及时得到他们的指导。只要患者严格按照要求,循序渐进且有规则地进行训练,就可以尽快康复,重返工作岗位,并能长期保持置换的髋关节处于良好功能状态,减少磨损。

参考文献

[1] 黄晓琳,燕铁斌. 康复医学[M].5 版. 北京. 人民卫生出版社,2013:186-190.
[2] 姜鑫,李汉秀,孙红芹,等. 各类人工髋关节假体置换术后的功能康复[J]. 中国康复医学杂志,1999,14(6):269-270.
[3] 施培华,赵凯. 全髋关节置换及其康复治疗[J]. 中国矫形外科杂志.1998,5(4):313-314.

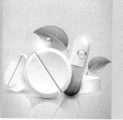

案例 8

我还能再走路吗
（截肢后的康复）

本案撰写者：吉杰　杨帅
瑞金医院康复科
E-mail：Jijie2007@sohu.com
Tel：64370045 - 600713

一、案例摘要

患者，李先生，男性，58 岁。车祸致左小腿活动受限 2 h 入院。查体：神志淡漠，言语清晰，对答尚切题。脊柱生理弯曲存在，无压痛。骨盆无挤压痛。左小腿中段以远毁损、缺如，创伤缘不整，污染重，皮肤碾挫重。双上肢及右下肢感觉、活动可。患者入院后立即行截肢手术，术后经过系统康复治疗，日常生活完全自理。

这是一例典型的车祸致肢体毁损伤需进行截肢的患者，讨论将就截肢的康复诊断、康复评定、康复治疗等逐一展开。康复医学是一门以功能为导向的临床医学，讨论时需引导同学在如何进行康复功能评定、如何准确找出患者存在功能障碍并针对性地做出康复治疗方案以及人文关怀等方面多加讨论。

二、学习目的

1. 基础医学（解剖、生理、药理等）
掌握神经、骨骼、肌肉系统解剖。
2. 临床医学（流行病学、疾病诊治、循证医学、预防医学等）
（1）熟悉截肢概念。
（2）掌握截肢康复的评估。
（3）掌握义肢安装的康复评估。

3. 医学人文(医学伦理、卫生经济、医患沟通等)

(1)讨论在我国目前社会生活中如何更有效地降低截肢的发病率。

(2)讨论在现有医疗体制下如何使有限的康复医疗资源惠及更广大患者。

(3)讨论如何在治疗中更好地和患者及家属沟通。

三、教学场景

场景 1

第一回

你是医院康复科的一名住院医生。今天你接到一骨科会诊患者,李先生,28岁。左小腿活动受限 2 h。神志淡漠,言语清晰,对答尚切题。脊柱生理弯曲存在,无压痛。骨盆无挤压痛。左小腿中段以远毁损、缺如,创伤缘不整,污染重,皮肤碾挫重(见图 8-1)。

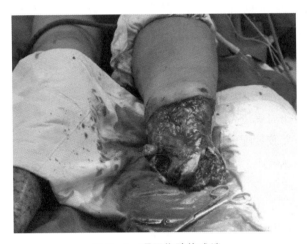

图 8-1 碾压伤肢体残端

请讨论

(1)针对李先生的情况,你整理的关键信息有哪些?

(2)你认为当前处理应为何?

(3)你认为康复科医师是否有必要参与术前讨论?

教师参考意见

(1)进一步询问相关信息时需注意提醒同学有关询问病史的次序及技巧。

(2)简单介绍骨科术式。

（3）康复医学是一门以功能为导向的科学，术前康复医师的早期介入，更有利于对患者做出全面的评估。

第二回

患者左下肢截肢术后 3 周，手术伤口拆线，愈合尚可，无明显渗出。患者目前卧床，时常感觉左小腿还在，情绪十分低落。

请讨论

（1）患者目前存在的主要康复问题有哪些？

（2）针对上述康复问题，请讨论患者的治疗方案。

教师参考意见

（1）截肢术后并发症。

（2）针对并发症如何制订恰当的康复治疗方案。

（3）心理治疗是截肢患者康复中重要的组成部分。

场景 2

4 个月后，李先生与肇事方协商好，准备安装义肢。

请讨论

（1）你认为查体是否还需要补充？

（2）你觉得还需要进行哪些康复评定以了解患者情况？

（3）你认为义肢装配前还需要进行哪些康复训练？

教师参考意见

（1）安装义肢前，残肢评定十分重要。

（2）日常生活活动能力（ADL）评定是康复评定中一块非常重要的内容，需注意引导学生加以讨论。

（3）义肢装配前训练主要包括：增强全身体能运动；残肢训练（关节活动训练、肌力训练；增强残肢皮肤强度；使用助行器训练；站立与步行训练）。

场景 3

6 个月后，患者再次至你处复诊，独自步入诊室，左小腿佩戴义肢，当义体侧摆动时，义体向外侧划圈。

请讨论

（1）你觉得该患者目前存在何种康复问题？

(2) 你认为可能的原因有哪些,如何解决?

教师参考意见

(1) 穿戴义肢后常见的异常步态:侧倾步态,步幅不均,划圈步态等,分析成因。

(2) 介绍穿戴义肢后注意事项:保持体重,防止残肢肌肉萎缩。

四、案例小结

截肢是指肢体全部或部分切除,其中通过关节者称为关节离断。目的是将已失去生存能力、危害生命安全或没有生理功能的肢体截除,以挽救患者的生命,并且通过残肢的训练及安装义肢代偿失去肢体的部分功能,使患者早日回归社会。

(一) 残端长度的测量

1. 上肢残端

上臂残端长度:测量点从腋窝前缘到残肢末端。

前臂残端长度:测量点从尺骨鹰嘴沿尺骨到残肢末端。

周径:从腋窝每隔 2.5 cm 测量一次,直到残端。

2. 下肢残端

大腿残端长度:测量点从坐骨结节沿大腿后面到残肢末端。

小腿残端长度:测量点从膝关节外侧间隙到残肢末端。

周径:从膝关节外侧间隙每隔 5 cm 测量一次,直至末端。

(二) 义肢装配对截肢的要求

(1) 残肢应有适当的长度,以保证有足够的杠杆力。

(2) 残存关节尽可能保留原有的生理功能,无挛缩畸形。

(3) 残端应有良好的软组织覆盖,没有压痛、骨刺或神经瘤。

(4) 残肢要有良好的皮肤条件,瘢痕粘连少、程度轻,无窦道溃疡。

(三) 截肢术后康复治疗

1. 术后处理

(1) 软绷带包扎:传统做法是把残肢用绷带或弹力绷带加压包扎,但是这种方法不能有效限制血肿形成和肿胀的发生,不利于残肢定型和义肢的装配。

（2）硬绷带包扎：使用石膏、绷带作为主要材料，缠在已用辅料包扎好的残肢上，有效地减少残肢肿胀，使残肢尽早定型，为尽早安装义肢创造条件。

（3）术后即可临时义肢：20 世纪 80 年代对临时义肢的安装采取了更加积极有效的方法，临时义肢的安装在手术台上完成，称为截肢术后即装临时义肢。由于接触腔的压迫限制了残肢肿胀，加速了残肢定型，减少了患肢痛，对患者也起到鼓舞作用。

2. 截肢后康复护理

（1）综合护理：先针对截肢原因的主要疾病，如糖尿病、周围血管病、神经系统疾病等，或创伤性截肢的复合伤进行处理，然后对全身系统疾病做好护理工作。

（2）残肢护理：

① 残肢术后应常规在患者床头备好止血带，严密观察残肢的渗血量，以防残肢段的大量出血。残肢抬高时不要使近端残肢过多地屈曲。

② 手术后保持合理的残肢体位，避免发生关节挛缩是十分重要的。如膝上截肢，髋关节应伸直且不要外展；膝下截肢、膝关节应伸直位。

③ 弹力绷带的应用。要点如下：小腿及上肢需使用 10 cm 宽，大腿 12～15 cm 宽，约 2～4 m 长的绷带。缠绷带步骤是：先沿残肢长轴方向缠绕 2～3 次，以后应斜行从远端向近端缠绕成螺旋状，大腿残肢应缠至骨盆部位，小腿残肢缠至膝关节以上，上臂缠至胸廓，前臂缠至肘关节以上；全天缠绕，但每天要更换材料 4～5 次。夜间一定不能除去；弹力绷带的压力以远端比近端大为宜。凡是穿戴义肢患者，脱掉义肢期间，残肢要用弹力绷带包扎。

④ 术后应尽早离床，在康复医师指导下进行关节活动和患肢锻炼，尤其是臀大肌、内收肌和股四头肌的训练。

3. 截肢后的运动训练

（1）使用义肢前的训练：

① 增加全身体能的运动训练，尤其是截肢水平较高或双下肢截肢，患者年老体弱、体质较差时加强体能锻炼尤其重要。可以进行适合患者的运动训练。如轮椅篮球、坐地排球、引体向上、上肢拉力训练、水中运动、利用残肢端在垫上站立负重训练、单腿站立训练等。

② 残肢训练：关节活动训练，肌力训练，增强皮肤强度训练，使用助行器的训练，站立与步行训练。

（2）穿戴临时义肢的训练：

① 教会患者穿义肢方法，要求残肢与接收腔全部接触。一定要检查残肢末

端和接触腔底部是否有空隙,这样将造成残肢端局部负压,使残肢端疼痛、红肿、破溃及角化。

② 站立平衡训练:开始在平衡杠内进行站立位平衡训练,首先训练双下肢站立位平衡,再进行单侧肢体站立位平衡训练,要从健侧肢体单腿站立位平衡训练开始,过渡到义肢侧单腿站立,只有当义肢侧单腿站立平衡时才能进行迈步训练,要求义肢侧单腿站立能保持一定的时间,一次以站立 5~10 s 为标准。

③ 迈步训练:开始在平衡杠内进行,双足间隔保持 10 cm 左右,从义肢侧的迈步训练过渡到健肢侧。

④ 步行训练:在完成迈步训练以后,在平衡杠内进行交替迈步训练即步行训练。由平衡杠内到平衡杠外,由单手扶杠到完全步行训练,也可以借助手杖进行步行训练。

(3) 穿戴永久义肢的训练:加强义肢应用训练,进一步义肢应用中存在的问题,提高协调性和灵活性获得最佳代偿功能。

(4) 穿戴永久义肢的条件:

① 残肢条件:残肢成熟定型是最基本的条件,也就是经过临时义肢的应用,残肢弹力绷带的缠绕,残肢已无肿胀,皮下脂肪减少,残肢肌肉不再萎缩,连续应用义肢 2 周以上,残肢无变化,接受腔适配良好,不需要再修改接收腔。

② 训练情况:经过穿戴临时义肢后的各种康复训练已达到基本目的和要求,也就是穿带上永久义肢后就可以很好地应用假肢。

4. 注意事项

(1) 保持适当的体重:下肢穿戴义肢行走比正常人消耗能力大得多。体重越大能耗越大。

(2) 防止残肢肌肉萎缩:如小腿截肢要训练小腿残肢肌肉,具体方法是患足的伸曲训练。大腿的截肢要训练大腿残肢肌肉,具体方法是患膝关节的伸直和屈曲训练,即残留的股四头肌和腘伸肌训练。

(3) 防止残肢肿胀及脂肪沉积:患者只要佩戴义肢时要求只要不穿戴义肢就要缠绕弹力绷带,尤其夜间或特殊原因不能佩戴义肢时,就更应该坚持弹力绷带包扎。

(4) 保持残肢皮肤和义肢接受腔的清洁:防止残肢皮肤发生红肿、肥厚、角化、毛囊炎、疖肿、溃疡过敏、皮炎等。残肢袜套要经常清洗。接受腔要反复清洗、保持清洁。

(5) 早期不应该长时间乘坐轮椅,避免发生髋关节屈曲、外展畸形。

参 考 文 献

［1］黄晓琳,燕铁斌.康复医学[M].5 版.北京：人民卫生出版社,2013.
［2］陆廷仁.骨科康复学[M].北京：人民卫生出版社,2007.

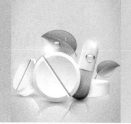

案例 9

高低肩膀的疑惑
（脊柱侧凸的康复）

本案撰写者：张英琪　王继先　陈凯敏
瑞金医院康复科
E-mail：realzyq@163.com
Tel：64370045 - 600713

一、案例摘要

　　小张是一个 16 岁的高中女生，身高 170 cm，体重 50 kg。小张觉得自己的腰不正常，不太对称，有时背部出现疼痛，疼痛的严重度逐年增加。3 年前小张妈妈发现小张的肩膀、腰部两侧不对称，臀部一边高一边低。妈妈怀疑是书包过重造成，于是带她到外院骨科就诊，当时医师建议小张先穿戴矫形器一段时间再看看，但小张并未按照医嘱执行。近年，小张虽然长高了，但腰身不对称的情形也更趋严重，故妈妈带她到瑞金康复医学科就诊。康复医学科医师先询问小张有无手脚麻痛、无力的情形？家里的兄弟姐妹有没有类似的情形，几岁时身高长得最快？接着，护士请小张脱下衣服，医师先观察小张背部后，便嘱她走几步路，再请她身体往左弯再往右弯，最后身体往前弯，从前面看去，医师发现小张左侧肋骨向后隆起、肩膀高低不对称。接着测量两脚长度，发现两脚长度相等。神经学检查及肌力测量皆正常。

　　这是一个典型的青少年特发性脊柱侧弯患者。同学在考虑脊柱侧弯诊断时，首先考虑是否有家族遗传病。其次是诊断脊柱侧弯的程度，这直接关系到选择手术治疗或保守治疗。同时应出具正确的康复处方，并对患者进行心理疏导及健康宣教。

二、学习目的

1. 基础医学(解剖、生理、药理等)

掌握脊椎的生理弯曲及其意义。

2. 临床医学(流行病学、疾病诊治、循证医学、预防医学等)

(1)掌握椎体计数方法。

(2)掌握侧弯程度的评估。

(3)掌握脊柱侧弯的康复治疗适应证及具体方法。

3. 医学人文(医学伦理、卫生经济、医患沟通等)

(1)讨论对脊柱侧弯患者如何解释病情及康复治疗的长期性。

(2)讨论如何与患者及家属沟通并增加患者的依从性。

三、教学场景

场景 1

第一回

你今天在医院康复科门诊接诊了一位女生,16 岁,自诉有腰背部疼痛,肩膀不对称,并随着年龄增加和身高增长有所加重。

请讨论

(1)根据患者主诉,你考虑引起年轻人腰背疼痛的疾病有哪些?

(2)追问哪些病史可以帮助诊断病因?

(3)需要做哪些体格检查以支持你的诊断?

教师参考意见

(1)这是一名因运动系统在生长发育中出现问题的患者,讨论应围绕运动系统、脊柱及神经症状展开。

(2)提醒同学注意患者年龄,以及年龄与疾病发生发展的关系。青少年疾病是否有家族遗传。该询问哪些内容?

(3)从腰背运动系统的构成要素:骨-肌-关节等引导同学复习脊柱的解剖结构及生理功能。强调生理弯曲的重要性。复习脊旁肌肉及脊柱韧带构成。

第二回

进一步询问患者有无手脚麻痛、无力的情形? 家里的兄弟姐妹有没有类似的情形,几岁时身高长得最快? 患者回答没有出现四肢麻木无力的情况,家中为独生子女,亲戚中有叔叔是强直性脊柱炎患者。近两年身高增长较快,腰背痛也有加重。

请讨论

(1) 通过进一步询问病史,你的诊断是否有改变?

(2) 如诊断有改变或疑问,考虑需做哪些检查?

教师参考意见

(1) 应增加同学对脊柱疾病与神经系统症状相关性的认识。

(2) 复习强直性脊柱炎的基本概念及其初步检查的实验室指标。

第三回

护士请患者脱下衣服,医师先观察患者背部后,便叫她走几步路,再请她身体往左弯再往右弯,最后身体往前弯,从前面看去,医师发现患者左侧肋骨向后隆起、肩膀高低不对称。接着测量两脚长度,发现两脚长度相等。神经学检查及肌力测量皆正常。

请讨论

(1) 上述体格检查的目的何在? 是否需要定量?

(2) 以上的情况是否符合你目前的诊断?

(3) 你觉得还需要做哪些检查? 按对诊断的重要性排序。

教师参考意见

(1) 引导学生对脊柱系统进行检查,了解每个检查的目的。

(2) 再次强调脊柱疾病与神经系统症状的关联性。

(3) 明确影像学证据在脊柱侧弯诊断中的首要性。

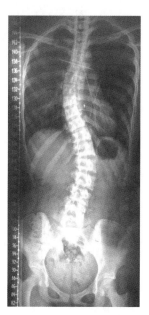

图9-1 脊柱全长片

场景2

第一回

医师请患者进行脊柱全长 X 线片检查(结果见图9-1),同时检测 HLA-B27 指标。

正位 X 线片显示脊椎呈 S 型，侧位无明显异常。HLA-B27 阴性。

请讨论

(1) 正位 X 线片显示脊柱呈 S 型，该如何进行分类和定量评价？

(2) 讨论患者是否需要进行手术？年龄和骨骼发育状态是否为影响因素？

(3) 如果 S 角度更大，会引起哪些病理生理状态？

教师参考意见

(1) 引导学生学习 Cobb 角的定义，以及 Risser 征的定义。

(2) 根据 Cobb 角、Risser 征初步判断是否需要立即手术。

(3) 复习脊柱 4 个生理弯曲的作用，指出胸廓、腹腔的容积是心肺脏器正常运行的必要条件。

第二回

医师给患者开具了包括：佩戴定制矫形器、运动疗法（矫正体操）、物理疗法（表面电刺激治疗）和牵引疗法的医嘱。小张的妈妈问，这样的矫形器要佩戴多久？什么时候再来复诊？是否需要开刀？

请讨论

(1) 矫形器佩戴的时间多久？运动治疗、物理治疗等如何进行？

(2) 针对青少年患者，应注意哪些方面？

(3) 如何与患者沟通可能发生的手术问题。

教师参考意见

(1) 明确矫形器需佩戴至患者骨骼发育完毕为止，应引导学生再次复习 Risser 征的定义，以其作为停用指标。具体说明运动治疗、物理治疗的康复措施内容。

(2) 强调患者的心理健康发展问题。

(3) 引导学生对患者提出的其他治疗方案进行解释，以及进行必要的宣教。

第三回

医师解释了矫形器需佩戴至骨骼发育完毕为止，并告知患者这是个长期的过程，同时根据病情变化判断是否需手术治疗，即使需手术治疗，目前的矫形器及锻炼也是为手术创造良好条件。患者应每隔 3 个月复查一次，根据要求拍摄 X 线片，仔细测量和检查。治疗师会监督训练活动，矫形技师会有效地调整矫形器，使之适应患者的弯曲类型、形状和大小。

请讨论

脊柱侧弯疾病对患者心理有什么影响？

教师参考意见

强调该类患者可能出现的不良因素，提示社会心理因素：侧弯患者与对比组相比，表现出更缺乏自信，对自身体型的认可度偏低。生活质量：患者存在严重心理疾患、社会隔离、工作机会受限、低结婚率等问题。体育活动受到明显限制：主要原因包括功能障碍和长期存在的背痛。

四、案例小结

（一）脊柱生理弯曲的形成与意义

从侧面看，脊柱有 4 个生理曲度，即向前的颈曲、腰曲，向后的胸曲、骶曲。脊柱如同一个大的弹簧，能缓冲震荡，保护大脑与内脏，生理曲度扩大了躯干重心在基底的面积，从而加强了直立姿势的稳定性。脊柱的曲度并非固定不变，许多人在胸段都有很轻微的侧凸。长期卧床患病的幼儿和青年，由于脊柱发育过快，脊柱的肌肉不能相应地配合生长，因此韧带的牵引增加，亦可引起脊柱曲度的改变。当脊柱曲度发生异常改变后，脊柱的内在平衡丧失，载荷力线异常与弧度顶点的垂直距离随时间延长而加大，在这一过程中，人体会动用一切力量恢复脊柱的稳定性，如肌肉的代偿性增粗、相邻运动节段的力学代偿等。

脊柱侧弯的定义：特发性脊柱侧弯是指以脊柱在冠状面上的侧凸、矢状面上的胸椎后凸减少甚至前凸和脊椎在水平面上的旋转为特征的三维畸形，而无任何先天性脊柱异常或合并有神经肌肉或骨骼疾病，是最常见的结构性脊柱侧弯。

（二）先天性脊柱侧凸病因

由于先天性脊椎发育不全，如先天性半脊椎、楔形椎体、椎弓及其附属结构的发育不全，均可引起脊柱侧凸。此种畸形多发生在胸腰段或腰骶段，侧凸出现早，发展快，一般 3～4 岁的患者就可以有较显著的畸形。

另一种类型是脊椎本身并无畸形，患者亦无其他疾病，一家兄弟姊妹数人或其父母均可有同样现象，即有明显的家族史。此种类型侧凸出现较晚，一般 12～13 岁始发现，发展也较缓慢，侧凸部位多局限于胸腰段，畸形不严重。约80% 的脊柱侧凸病因不明。

Cobb 角在正位 X 线相，先确定侧凸的上终椎及下终椎，在主弯上端其上、下终板线向凹侧倾斜度最大者为上终椎，主弯下端者为下终椎。在上终椎椎体上缘及下终椎椎体下缘各划一平线，对此两横线各做一垂直线，这两条垂线的交角即为 Cobb 角，用量角器可测出其具体度数。

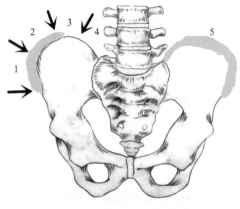

图 9-2　Risser 分级示意图

(三) Risser 指数

Risser 分级示意图如图 9-2 所示。

0 级：未出现髂骨骨骺。

Ⅰ级：开始出现髂骨骨骺。

Ⅱ级：髂骨骨骺达到 1/2。

Ⅲ级：髂骨骨骺达到 3/4。

Ⅳ级：出现全部骨骺，未与髂骨融合。

Ⅴ级：骨骺与髂骨融合。

(四) 手术指征

脊柱弯曲的手术指征如表 9-1 所示。

表 9-1　手术指征列表

Cobb 角	Risser 征	需要的治疗
<25°	0～2	无须治疗，每隔 4～6 个月随访一次，进行动态观察
25°～45°	4～5	1 年之内需要进行复查
25°～45°	0～1	需要立即应用支具治疗
25°～30°	2～3	如果半年之内 Cobb 角增加>5°，则需要应用支具治疗
30°～45°	2～3	需要立即应用支具治疗
40°～45°	0～5	支具治疗的效果差
>45°		建议手术治疗

(五) 康复治疗措施

(1) 运动疗法：通过体操训练，增加背部、腰部、腹部及臀部肌肉的力量，调整脊柱两侧肌肉力量的平衡，增强脊柱支撑能力，对 Cobb 角 25°以内患者有益无害。

(2) 矫正体操：原理是有选择性地增强脊柱维持姿势的肌肉，调整脊柱两侧的肌力平衡，以达到矫正畸形的目的；以凸侧的骶棘肌、腹肌、腰大肌、腰方肌为重点 Cobb 角 30°以内的轻度侧弯，矫正体操可以最为主要的矫正手段单独使用。随着脊柱侧凸度数的增大,可以配合支具同时进行矫正。患者肘膝卧位或膝胸卧位;匍匐环行是指练习时不是直线前进,而是环行前进,当胸腰段右侧凸时,爬行时左臂尽量向前向右伸,而右膝右髋尽量屈曲向前迈进,而右臂左腿随后跟上,但不能超越左臂和右腿(胸腰段左侧凸,运动方向相反)。

(3) 电刺激:适应证为:塑性较好的 40°以下的脊柱侧凸患者,以及因年龄太小、不宜手术治疗的 40°以上的特发性侧凸患者。第 1 周:第 1 天刺激时间为半小时,2 次/日;第 2 天刺激 1 h,2 次/日;第 3 天刺激 3 h,1 次/日;以后每日刺激 1 次,每次递增 1 h,至第 7 天刺激 7 h,电流两由 30 mA 增加到 70 mA。经过一周白天治疗患者逐渐适应,以后改为晚上治疗,电流从 30 mA 开始,2～3 min 后逐渐调到 60～70 mA。

(4) 停用支具指征:4 个月内身高未见增加;Risser 征 4～至 5 级(髂嵴长全及融合);取下支具 4 h 摄脊柱前后位片,Cobb 角较前无变化。

(5) 达到上述指标后,使用支具时间可以减为每日持续 20 h。4 个月后再复查直至减到 12 h。再复查仍稳定,在去除支具后 24 h 摄脊柱前后位片,Cobb 角仍无改变,即可以停止使用。

参考文献

[1] 黄晓琳,燕铁斌.康复医学[M].5 版.北京.人民卫生出版社,2013:186-190.
[2] 胡永善.运动疗法应用研究进展[M].北京.人民卫生出版社,2010:87-90.

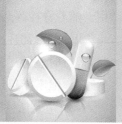

案例 10

颈痛手麻的烦恼
（颈椎病的康复）

本案撰写者：顾琳　宋小慧

瑞金康复医院康复科

E-mail：greenlinlin2003@yahoo.com.cn

Tel：64370045 - 600713

一、案例摘要

患者，李女士，女性，48 岁。颈部酸痛伴右上肢麻木 2 年。2 年前开始出现颈部酸痛，右上肢麻木，偶有右上肢放射痛、握力减退，有时出现持物坠落。患者有长期伏案工作（10 h/d）史。查体：颈椎曲线消失，颈椎活动受限，前屈 15°、后伸 20°、左侧屈 10°、右侧屈 10°、左侧旋 45°、右侧旋 45°。压顶试验（＋－）、椎间孔挤压试验（－）、臂丛神经牵拉试验（＋）、颈牵引试验（＋）、斜方肌疲劳试验（＋）。颈部肌肉紧张，颈 3～7 棘突间压痛（＋），颈 5～6 椎旁压痛（＋），斜角肌止点处压痛（＋），肩胛骨内侧缘压痛（＋）。VAS 评分：5 分。左上肢肌力 5 级，右三角肌肌力 4 级，余右上肢肌力 5－级。右肩关节活动活动范围正常。双上肢腱反射基本对称，霍氏征（－）。X 线片提示：颈椎退行性改变（颈椎曲线变直，钩椎关节变尖，颈 5～6 椎间隙狭窄）。入住康复科，予妙纳（盐酸乙哌立松片）放松肌肉、弥可保（甲钴胺片）营养神经等药物治疗，以及物理因子治疗、牵引、手法等康复治疗后，患者颈痛明显改善，右上肢麻木好转。

这是一例较为典型的颈椎病患者，讨论将就颈椎病的康复诊断及分型、康复评定、康复治疗等逐一展开。康复医学是一门以功能为导向的临床医学，讨论时需引导同学如何进行康复评定、如何准确找出患者存在的功能障碍并针对性地制订康复治疗方案以及人文关怀等方面多加讨论。

二、学习目的

1. 基础医学(解剖、病理生理等)。

(1) 掌握颈椎相关骨骼、肌肉、神经解剖。

(2) 熟悉颈椎病的病理生理。

2. 临床医学(流行病学、疾病诊治、循证医学、预防医学等)

(1) 熟悉颈椎病的发病特点。

(2) 掌握颈椎病的分型,及不同分型的临床表现和诊断。

(3) 掌握颈椎病的康复评定。

(4) 掌握颈椎病的康复治疗方法。

3. 医学人文(医学伦理、卫生经济、医患沟通等)

(1) 讨论在我国目前生活习惯下如何更有效预防颈椎病的发生。

(2) 讨论如何在治疗中更好地和患者及家属沟通。

三、教学场景

场景 1

第一回

你是医院康复科的一名当班医生。今天你看门诊时,来了一名患者,李女士,48 岁。颈部酸痛伴右上肢麻木 2 年。偶有右上肢放射痛、握力减退,有时出现持物坠落。

请讨论

(1) 针对李女士的情况,你需要整理的关键信息有哪些?

(2) 根据她的病情,可能的原因有哪些?

(3) 你还需要哪些信息来区别李女士患病的原因?

教师参考意见

(1) 这可能是一名颈椎病患者,所以讨论可以围绕颈椎病的诊断、鉴别诊断展开。

(2) 讨论中需提醒学生询问除此外的相关症状,如头晕、恶心、踩棉花感等,有助于颈椎病的分型。

(3) 进一步询问相关信息时需注意提醒同学有关询问病史的次序及技巧。

第二回

进一步询问病史,患者有长期伏案工作(10 h/d)史。近 2 周来出现右上肢乏力,伴持物易坠落。无头晕、恶心、呕吐,无踩棉花感、无大小便障碍等不适。

请讨论

(1) 通过进一步的询问病史,有没有改变你对李女士的诊断?

(2) 试从病理生理角度分析李女士颈椎病的特点。

(3) 你还需要进一步做哪些相关体格检查?

教师参考意见

(1) 此环节需要同学们掌握对颈椎病的分型。

(2) 注意拓展同学们的思路,讨论更多颈痛伴右上肢麻木的可能。

(3) 注意提醒同学们长时间低头作业与颈椎病之间的关系。

第三回

查体:颈椎曲线消失,颈椎活动受限,前屈 15°、后伸 20°、左侧屈 10°、右侧屈 10°、左侧旋 45°、右侧旋 45°。压顶试验(±)、椎间孔挤压试验(—)、臂丛神经牵拉试验(＋)、颈牵引试验(＋)、斜方肌疲劳试验(＋)。颈部肌肉紧张,颈 3～7 棘突间压痛(＋),颈 5～6 椎旁压痛(＋),斜角肌止点处压痛(＋),肩胛骨内侧缘压痛(＋)。VAS 评分:5 分。左上肢肌力 5 级,右三角肌肌力 4 级,余右上肢肌力 5－级。右肩关节活动活动范围正常。右上肢针刺觉较左侧有所减退。双上肢腱反射基本对称,霍氏征(—)。

请讨论

(1) 上述体检信息,对你的诊断有何帮助?

(2) 以上体征能够用你的诊断来解释吗?

(3) 你还需要进一步做哪些辅助检查?

教师参考意见

(1) 这一部分牵涉到较多诊断学内容,需引导同学讨论每一阳性体征及阴性体征的临床意义,以及如何去检查。

(2) 该环节有几个值得注意的体征:

① 臂丛神经牵拉试验(＋):提示神经根损伤可能性大;

② 霍氏征(—):提示损伤未及中枢神经;

③ 右三角肌肌力减退:提示病变阶段为颈 5 可能性大。

场景 2

第一回

X 线片提示：颈椎退行性改变(颈椎曲线变直,钩椎关节变尖,颈 5～6 椎间隙狭窄,见图 10-1、图 10-2)。MRI 检查示颈 5/颈 6 椎间盘轻度右后外突出(见图 10-3、图 10-4);肌电图检查示右上肢肌电呈神经源性损害,提示颈 5、颈 6 神经节段病变;神经电图检查示运动神经传导速度正常;体感诱发电位示皮质电位、脊髓电位、周围神经电位各波潜伏期正常。

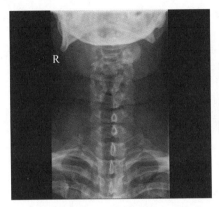

图 10-1　颈椎正位片

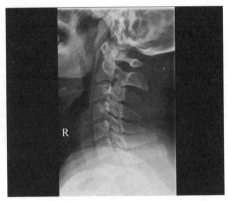

图 10-2　颈椎侧位片

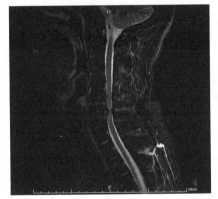

图 10-3　颈椎 MRI 矢状位

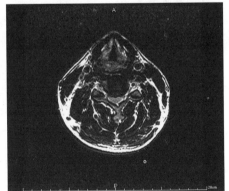

图 10-4　颈椎 MRI 横断面

请讨论

(1) 如何根据上述信息,做出你的诊断,并且予定位?

(2) 分析李女士主要存在的康复问题是什么?

教师参考意见

（1）这一部分，讨论颈椎病相关检查的优缺点。

（2）注意提醒学生，当患者症状、体征与影像学检查不符时，诊断（包括定位、损伤程度）以患者症状、体征为主。

（3）鼓励同学从不同角度发现患者目前存在的主要问题，引导同学们学会使用康复评定，为制订康复处方打基础。

第二回

颈椎活动度评定：前屈 15°、后伸 20°、左侧屈 10°、右侧屈 10°、左侧旋 45°、右侧旋 45°。

颈部肌肉紧张及压痛点情况。颈 3～7 棘突间压痛（＋），颈 5～6 椎旁压痛（＋），斜角肌止点处压痛（＋），肩胛骨内侧缘压痛（＋）。

VAS 评分：5 分。

肌力评定：左上肢肌力 5 级，右三角肌肌力 4 级，余右上肢肌力 5—级。

日常生活能力评定：基本自理。

请讨论

（1）通过康复评定，如何制订康复处方？

（2）这些康复处方的适应证和禁忌证是什么？

教师参考意见

（1）这一部分首先要让学生们了解康复治疗项目的种类，并熟悉各治疗项目的工作原理、适应证与禁忌证。

（2）引导学生们根据康复评定，找出患者存在的问题，制订出相对应的康复处方。

第三回

患者除了接受了妙纳放松肌肉、弥可保营养神经等药物治疗，还主要接受了康复治疗，具体为物理因子治疗（如激光、TENS 镇痛；短波消炎；超声松解粘连；低周波、热疗放松颈部肌肉等）、牵引、手法等康复治疗后，患者颈痛明显改善，右上肢麻木好转。

请讨论

（1）上述治疗的治疗时间、方法、部位如何选择？

（2）从发病原因角度看，如何预防颈椎病的复发？

（3）患者出院后，还需要进行康复治疗吗？如何进行自我锻炼？

教师参考意见

(1) 这一部分,引导学生如何掌握使用牵引技术,及其他相关治疗的方法;可现场让同学们操作或体验。

(2) 讨论中需提醒学生长时间低头作业仅是颈椎病的发病原因之一,此环节需引导学生对颈椎病的其他易患因素进行讨论,如姿势不良、受凉、头颈部外伤、颈椎结构发育不良等。控制上述可控因素,防止颈椎病复发。

(3) 讨论中让学生们意识到自我锻炼的重要性。加强颈肩部肌肉的锻炼,在工作空闲时,做头及双上肢的前屈、后伸及旋转运动,既可缓解疲劳,又能使肌肉发达、韧度增强,从而有利于颈段脊柱的稳定性,增强颈肩顺应颈部突然变化的能力。

四、案例小结

颈椎病是指颈椎椎间盘退行性改变及其继发病理改变累及周围组织结构(神经根、脊髓、椎动脉、交感神经等),出现相应的临床表现。仅有颈椎退行性改变而无临床表现者则称为颈椎退行性改变。颈椎病多发于中老年人,男性发病率高于女性。随着现代从事长期伏案工作方式人群的增多,以及电脑、空调的广泛使用,人们屈颈和遭受风寒湿邪入侵的机会不断增加,造成颈椎病的患病率不断上升,且发病年龄有年轻化的趋势。

(一) 疾病分类

(1) 神经根型:椎间盘退变、突出、节段性不稳定、骨质增生或骨赘形成等原因在椎管内或椎间孔处刺激和压迫神经根所致。在各型中发病率最高,占60%~70%,是临床上最常见的类型。多为单侧、单根发病,但是也有双侧、多根发病者。多见于30~50岁者,一般起病缓慢,偶有急性发病者,男性多于女性1倍。

(2) 脊髓型:颈椎间盘突出、韧带肥厚骨化或者其他原因造成颈椎椎管狭窄,脊髓受压和缺血,引起脊髓传导功能障碍者。有的以上肢开始发病,向下肢发展;有的以下肢开始发病,向上肢发展。主要表现为走路不稳、四肢麻木、大小便困难等。由于可造成肢体瘫痪,因而致残率高。通常起病缓慢,以40~60岁中年人居多。合并发育性颈椎管狭窄时,患者的平均发病年龄比无椎管狭窄者小。多数患者无颈部外伤史。

(3) 椎动脉型:正常人当头向一侧歪曲或扭动时,其同侧的椎动脉受挤压,使椎动脉的血流减少,但是对侧椎动脉可以代偿,从而保证椎-基底动脉血流不受太大的影响。当颈椎出现节段性不稳定和椎间隙狭窄时,可以造成椎动脉扭曲并受到挤压;椎体边缘以及钩椎关节等处的骨赘可以直接压迫椎动脉,或刺激椎动脉周围的交感神经纤维,使椎动脉痉挛而出现椎动脉血流瞬间变化,导致椎-基底供血不全而出现症状,因此不伴有椎动脉系统以外的症状。

(4)交感神经型:颈椎间盘退行性改变的刺激,压迫颈部交感神经纤维,引起一系列反射性症状者,临床上比较少见,而且常与心血管疾病、内分泌疾病等混杂在一起,难以鉴别。

(5)其他型:指食管压迫型,吞咽有异物感,临床上非常罕见。

(6)混合型:如果两种以上类型同时存在,称为混合型。

(二)发病原因

颈椎病是中、老年人常见病、多发病之一。据统计,其发病率随年龄升高而升高。在颈椎病的发生发展中,慢性劳损是罪魁祸首,长期的局部肌肉、韧带、关节囊的损伤,可以引起局部出血水肿,发生炎症改变,在病变的部位逐渐出现炎症机化,并形成骨质增生,影响局部的神经及血管。外伤是颈椎病发生的直接因素。人们往往在外伤前已经有了不同程度的病变,使颈椎处于高度危险状态,外伤直接诱发症状发生。不良的姿势是颈椎损伤的另外一个重要原因。长时间低头工作,躺在床上看电视、看书,喜欢高枕,长时间操作电脑,剧烈的旋转颈部或头部,在行驶的车上睡觉,这些不良的姿势均会使颈部肌肉处于长期的疲劳状态,容易发生损伤。颈椎的发育不良或缺陷也是颈椎病发生不可忽视的原因之一,亚洲人种相对于欧美人来说椎管容积更小,更容易发生脊髓受压,产生症状。在单侧椎动脉缺如的患者,椎动脉型颈椎病的发生率几乎是100%,差别的只是时间早晚的问题。另外,颅底凹陷、先天性融椎、根管狭窄、小椎管等均是先天发育异常,也是本病发生的重要原因。

(三)病理生理

颈椎病的基本病理变化之一是椎间盘的退行性变。颈椎间盘运动范围较大,容易受到过多的细微创伤和劳损。其主要病理改变是:早期为颈椎间盘的脱水,髓核的含水量减少和纤维环的纤维肿胀,继而发生变性,甚至破裂。颈椎间盘变性后,耐压性能及耐牵拉性能减低。可以发生局限性或广泛性向四周隆突,使椎间盘间隙变窄、关节突重叠、错位,以及椎间孔的纵径变小。

椎间盘退变常会引起继发性的椎间不稳定,椎体间的活动度加大和使椎体有轻度滑脱,继而出现后方小关节、钩椎关节和椎板的骨质增生,黄韧带和项韧带变性,软骨化和骨化等改变。而在椎体与突出的椎间盘及韧带组织之间形成的间隙,由于有组织液积聚,再加上微细损伤所形起的出血,使这种血性液体发生机化然后钙化、骨化,于是形成了骨赘。

椎体前后韧带的松弛,又使颈椎不稳定,更增加了受创伤的机会,使骨赘逐渐增大。骨赘连同膨出的纤维环,后纵韧带和由于创伤反应所引起的水肿或纤维瘢痕组织,在相当于椎间盘部位形成一个突向椎管内的混合物,对颈神经或脊髓产生压迫作用。钩椎关节的骨赘可从前向后突入椎间孔压迫神经根及椎动脉。

椎体前缘的骨赘一般不会引起症状,但文献上也有这种前骨赘影响吞咽或造成嘶哑的报道。脊髓及神经根受压后,开始时仅为功能上的改变,如不及时减轻压力,逐渐会产生不可逆的变化。因此如果非手术治疗无效,应及时进行手术治疗。

(四) 好发群体

(1) 长时间低头看书、坐办公室人员：长期保持头颈部处于单一姿势位置,导致局部过度活动,损伤局部椎间盘、韧带等,易发生颈椎病。

(2) 头颈部外伤人员：头颈部外伤并不直接引起颈椎病,但却往往是颈椎病产生症状的加重因素,一些患者因颈椎骨质增生、颈椎间盘膨出、椎管内软组织病变等造成颈椎管处于狭窄临界状态中,外加颈部外伤常诱发症状的产生,甚至瘫痪发生。在不适当的颈部按摩也常有瘫痪发生的报道。

(3) 不良姿势：如躺在床上看电视、看书、高枕、坐位睡觉等躺在卧车上睡觉,睡着时肌肉保护作用差,刹车时易出现颈部损伤。

(4) 颈椎结构的发育不良：先天性小椎管也是发病基础。颈椎中央椎管、神经根管狭小者颈椎病的发病率比正常人高 1 倍。

五、疾病症状

颈椎病的症状非常多种多样,多样而复杂,多数患者开始症状较轻,以后逐渐加重,也有部分症状较重者。常以一个类型为主合并有其他几个类型,称为混合型颈椎病。

主要症状如下。

(1) 颈肩酸痛可放射至头枕部和上肢。

（2）一侧肩背部沉重感，上肢无力，手指发麻，肢体皮肤感觉减退，手握物无力，有时不自觉地握物落地。

（3）其严重的典型表现是：下肢无力，行走不稳，二脚麻木，行走时如踏棉花的感觉。

（4）最严重者甚至出现大、小便失控，性功能障碍，甚至四肢瘫痪。

（5）常伴有头颈肩背手臂酸痛，颈脖子僵硬，活动受限。

（6）有的伴有头晕，房屋旋转，重者伴有恶心呕吐，卧床不起，少数可有眩晕、猝倒。

（7）当颈椎病累及交感神经时可出现头晕、头痛、视力模糊，双眼发胀、发干、眼睛张不开、耳鸣、耳塞、平衡失调、心动过速、心慌，胸部紧束感，有的甚至出现胃肠胀气等症状。也有出现吞咽困难、发音困难等症状者。

多数起病时轻且不被人们所重视，一般能自行恢复，时轻时重，只有当症状持续加重而不能逆转时，影响工作和生活时才引起重视。如果疾病久治不愈，会引起心理伤害，产生失眠、烦躁、发怒、焦虑、忧郁等症状。

（六）辅助检查

（1）颈椎 X 线片检查：颈椎病 X 线片常表现为颈椎正常生理曲度消失或反弓，椎间隙狭窄，椎管狭窄，椎体后缘骨赘形成，在颈椎的过伸过屈位片上还可以观察到颈椎节段性不稳定。

（2）颈椎 CT 检查：可更清晰地观察到颈椎的增生钙化情况，对于椎管狭窄、椎体后缘骨赘形成具有明确的诊断价值。

（3）颈椎 MRI 检查：可以清晰地观察到椎间盘突出压迫脊髓，常规作为术前影像学检查的证据用以明确手术的节段及切除范围。

（4）椎-基底动脉多普勒检查：用于检测椎动脉血流的情况，也可以观察椎动脉的走行，对于眩晕以主要症状的患者来说鉴别价值较高。

（5）肌电图检查：适用于以肌肉无力为主要表现的患者，主要用途为明确病变神经的定位，与侧索硬化、神经变性等神经内科疾病相鉴别，但对检查条件要求较苛刻，常常会出现假阳性结果。

（七）鉴别诊断

临床出现颈椎病的症状，但也要与非颈椎病引起的症状相鉴别。如出现眩晕症状，应先排除耳源性眩晕、前庭功能紊乱、听神经瘤等。还有脑源性眩晕、眼源性眩晕。此外，同样是颈肩上肢痛，也要与诸如落枕、肩周炎、胸廓出口综合征、网球肘、腕管综合征等疾病鉴别。但在临床实际工作中,对椎动脉型颈椎病和交感神经型颈椎病往往难以鉴别,做这一诊断应慎重,以避免误诊,耽误其他疾病的治疗。

（八）疾病治疗

1. 保守治疗

（1）口服药物治疗:主要用于缓解疼痛、局部消炎、放松肌肉治疗,对于颈椎不稳等继发的局部软组织劳损等疗效较明确,但不能从根本上治疗颈椎病。对于伴有四肢无力或麻木的患者来说,还可以使用神经营养药物辅助康复,促进受压神经的恢复。

（2）牵引法:通过牵引力和反牵引力之间的相互平衡,使头颈部相对固定于生理曲线状态,从而使颈椎曲线不正的现象逐渐改变,但其疗效有限,仅适于轻症神经根型颈椎病患者,并且在急性期禁止做牵引,防止局部炎症、水肿加重。

（3）理疗:理疗法是物理疗法的简称,就是应用自然界和人工的各种物理因子,如声、光、电、热、磁等作用于人体,以达到治疗和预防疾病的目的。但其作用也较微弱,不能从根本上治疗,并且理疗操作不当可能会对皮肤产生烫伤。

（4）中医中药疗法博大精深,疗效但与医生的个人经验有很大关系,需慎重选择。

2. 手术治疗

对颈椎病诊断明确,神经根压迫症状严重,保守治疗后症状无明显好转者应采取手术治疗,而对于脊髓型颈椎病患者,即主要表现为双下肢走路无力、行走不稳等症状的患者,则应尽早实行手术治疗,以获得良好的恢复效果,因这类患者的治疗效果与神经压迫时间长短有密切关系。而对于椎动脉和交感神经兴奋型的患者,手术效果相对来说就不太确切。

（九）疾病预防

（1）树立正确的心态,掌握用科学的手段防治疾病,配合医生治疗,减少复发。

（2）加强颈肩部肌肉的锻炼,在工作空闲时,做头及双上肢的前屈、后伸及旋转运动,既可缓解疲劳,又能使肌肉发达,韧度增强,从而有利于颈段脊柱的稳定性,增强颈肩顺应颈部突然变化的能力。

（3）纠正不良姿势和习惯,避免高枕睡眠,不要偏头耸肩、谈话、看书时要正面注视。要保持脊柱的正直。

（4）注意颈肩部保暖，避免头颈负重物，避免过度疲劳，坐车时不要打瞌睡。

（5）及早彻底治疗颈肩、背软组织劳损，防止其发展为颈椎病。

（6）劳动或走路时要避免挫伤，避免急刹车时头颈受伤，避免跌倒。

（十）注意事项

（1）颈椎病患者需定时改变头颈部体位，注意休息，劳逸结合。抬起头并向四周各方向适当地轻轻活动颈部，避免让颈椎长期处于弯曲状态。伏案工作不宜一次持续很长时间，超过 2 个小时以上的持续低头工作，则难以使颈椎椎间隙内的高压在短时间内得到有效的恢复和缓解。这样，会加重、加快颈椎的退变。

（2）已经有颈椎病症状的患者，应当减少工作量，适当休息。症状较重、发作频繁者，应当停止工作，绝对休息，而且最好能够卧床休息。这样在颈椎病的治疗期间，有助于提高治疗的效果，促使病情早日缓解，使机体早日康复。

（3）颈椎病患者在工作中应该避免长时间吹空调和电风扇。由于颈椎病的发病是多种因素共同作用的结果，寒冷和潮湿容易加重颈椎病的症状。应当尽量减少在气温过低或者寒冷潮湿的条件下长期低头伏案工作的时间，以防止颈椎病症状的出现，或者颈椎病诱发颈肩背部酸痛的症状。

（4）颈椎病患者应当避免参加重体力劳动、提取重物等，平常应当注意保护颈部，防止其受伤。上肢应该避免提取重物，当上肢提重物时，力量可以经过悬吊上肢的肌肉传递到颈椎，从而使颈椎受到牵拉，增加了颈椎之间的相互压力。颈椎病患者在参加重体力劳动后症状有可能会加重。

参 考 文 献

［1］黄晓琳，燕铁斌. 康复医学［M］. 5 版. 北京. 人民卫生出版社，2013：186 - 190.

［2］韩瑞，倪朝民. 颈椎病康复治疗方法对比观察［J］. 现代康复，2000，(7)：1059.

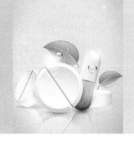

案例 11

肩痛的烦恼
（冻结肩的康复）

本案撰写者：鲍勇　单凌霄
瑞金康复医院康复科
E-mail：okhere123@163.com
Tel：64370045-600713

一、案例摘要

患者,罗女士,女性,48 岁,公司文员,长期使用电脑办公,右肩痛 2 月余。2 月余前无明显诱因下右肩阵发性疼痛,阴雨天加重,并逐渐进展。一不小心碰撞右肩周则疼痛难忍。夜间疼痛明显,严重影响睡眠。近 1 个月,疼痛略有好转,但肩关节活动受限,不能上举、背伸、外展,不能完成如梳头、穿套头衫等日常生活活动。查体:右肩前屈 AROM 0°～100°、前屈 PROM 0°～110°,后伸 AROM 0°～30°、后伸 PROM 0°～35°,外展 AROM 0°～90°、外展 PROM 0°～100°,内收 AROM 0°～60°、内收 PROM 0°～60°、内旋 AROM 0°～50°、内旋 PROM 0°～55°、外旋 AROM 0°～15°、外旋 PROM 0°～30°。右肩关节周围肌肉紧张,三角肌滑囊压痛,喙突下压痛。VAS 评分 5 分。双上肢腱反射对称,Hoffmann 征(-)。空罐实验(-),霍金征(+),离背实验(-)。右侧 X 线片提示:右肩关节退变(见图 11-1)。患者入院后,予消炎镇痛等药物治疗,以及物理因子、手法治疗等系统康复治疗后,患者肩痛明显缓解,

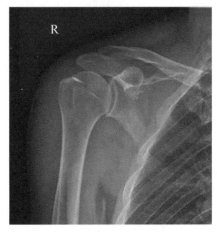

图 11-1　右肩关节正位片

右肩关节主被动活动度改善。

这是一例较为典型的冻结肩患者,讨论将就冻结肩的康复诊断的分型、康复评定、康复治疗等逐一展开。康复医学是一门以功能为导向的临床医学,肌骨康复需重点关注患者疼痛表现及日常生活活动能力。讨论时需引导同学在如何进行康复功能评定、如何准确分析患者疼痛情况,找出患者存在功能障碍并针对性地制订康复治疗方案,以及在人文关怀等方面多加讨论。

二、学习目的

1. 基础医学(解剖、病理生理等)

(1) 掌握肩关节相关骨骼、肌肉、神经解剖。

(2) 熟悉冻结肩的病理生理。

2. 临床医学(流行病学、疾病诊治、循证医学、预防医学等)

(1) 熟悉冻结肩的发病特点。

(2) 掌握冻结肩的分型及不同分型的临床表现和诊断。

(3) 掌握冻结肩与肩袖损伤的鉴别诊断。

(4) 掌握冻结肩的康复评定。

(5) 掌握冻结肩的康复治疗方法。

3. 医学人文(医学伦理、卫生经济、医患沟通等)

(1) 讨论我国目前生活习惯下如何更有效预防冻结肩的发生。

(2) 讨论如何在治疗中更好地和患者及家属沟通,舒缓患者因疼痛带来的紧张情绪。

(3) 讨论如何制定康复目标,最大限度改善患者功能。

(4) 讨论患者出院后短期及长期康复运动处方的制订。

三、教学场景

场景 1

第一回

你是医院康复科的一名当班医生。今天你看门诊时,来了一名患者,罗女士,48 岁。右肩阵发性疼痛伴活动受限 2 月余。初次交流时患者神志清楚,言语清晰,对答切题。

请讨论

(1) 针对患者的情况,你整理关键信息有哪些?

(2) 根据患者的病情,可能导致肩痛的原因有哪些?

(3) 你还需要哪些信息来区别患者患病的原因?

(4) 如何跟患者沟通,告知她的病情,缓解她因疼痛带来的紧张情绪?

教师参考意见

(1) 这可能是一名冻结肩的患者,但是讨论仍需从详细询问病情演进开始,可以重点询问与症状相关的,以及对诊断和鉴别诊断有帮助的内容。

(2) 讨论中需提醒学生关注体格检查相关内容,如主被动关节活动度差异、肩关节特殊试验等,让学生分析其可能存在的原因,增强对疾病的理解。

(3) 进一步询问相关信息时需注意提醒同学有关询问病史的次序及技巧。

(4) 注意引导学生关于患者工作环境、日常生活活动能力等方面的情况以确定患者的康复目标。

第二回

进一步询问病史,患者属文职人员,长期右手使用鼠标(10 h/d)。近 2 月来出现右肩疼痛,常因天气变化及劳累诱发,昼轻夜重,不能向患侧侧卧。患者自述曾在外接受推拿、针灸、中药熏蒸等治疗,无明显改善。现疼痛较 1 月前有所缓解,但手还是举不高,严重影响生活和工作。

请讨论

(1) 通过进一步询问病史,有没有改变你对患者的诊断?

(2) 你还需要进一步做哪些相关检查来辅助你的判断?

(3) 患者现阶段的冻结肩分型如何?

(4) 冻结肩的发病机制是什么?

(5) 试从流行病学角度分析冻结肩的高发人群和因素有哪些?

(6) 针对上述高发因素,如何预防冻结肩的发生?

教师参考意见

(1) 这显然是一名冻结肩的患者,但在没有对患者进行全面康复评定前,无法对患者作出全面的康复诊断。需对患者冻结肩的病情进展和分型做出判断。

(2) 注意提高同学临床诊断的严谨性。此环节需引导同学运用临床相关影像学检查如 CT、MRI 和 B 超等检查排除可能存在的其他原因和明确患者现阶段病情进展情况。

（3）冻结肩一般可分为急性期（凝结期）、慢性期（冻结期）和恢复（解冻期）3 个阶段。冻结肩起病急，疼痛剧烈，肩部肌肉保护性痉挛，致肩关节活动受限。急性期一般持续 2～3 周后进入慢性期。但多数患者无明显急性期，而是起病缓慢。慢性期疼痛比急性期轻，但挛缩加重，肩关节呈冻结状态，致使穿衣、梳头甚至便后擦手纸等动作均感困难，经过数月至 1 年后，逐渐进入恢复期，炎症、粘连等病变逐渐吸收，疼痛逐渐减退，活动功能逐渐恢复，病程一般要持续 1～2 年。注意引导同学仔细关注患者主诉，或进一步做详细体格检查。

（4）目前，确切的病因尚不清楚，有人认为是一种自身免疫性疾病，也有人认为与全身代谢障碍有关。本病系多滑囊病变，病变累及盂肱关节关节囊、肩峰下或三角肌下、肱二头肌长头肌腱滑囊等处。早期病变为滑囊充血、水肿和渗出。后期滑膜腔粘连闭锁、纤维样变。初期疼痛影响了肩部活动，在以上受累组织间的纤维化的瘢痕的发展又进一步限制了肩部活动。

（5）冻结肩是肩周炎中常见的一个类型，通常所说的肩周炎又多半指的是冻结肩。国内外研究发现，冻结肩好发于 50 岁左右的中老年人，因此又称之为"五十肩"，女性较男性多见，左右手无明显差异。大约有 10% 的冻结肩患者在初次发病 5 年内对侧肩也会罹患冻结肩。血液循环减慢、糖尿病、高脂血症、甲亢等都是冻结肩的易发因素。有研究发现，曾接受肩关节外固定者，冻结肩的发生概率是正常人群的 5～9 倍。制动、过度使用、外伤等物理因素也是冻结肩的高发原因。

（6）讨论中需提醒同学从冻结肩高发因素的可控、可改进的因素部分进行疾病的预防讨论，让同学展开思考和研究。

第三回

查体：进行右肩关节活动度检查，前屈 AROM 0°～100°、前屈 PROM 0°～110°、后伸 AROM 0°～30°、后伸 PROM 0°～35°、外展 AROM 0°～90°、外展 PROM 0°～100°、内收 AROM 0°～60°、内收 PROM 0°～60°、内旋 AROM 0°～50°、内旋 PROM 0°～55°、外旋 AROM 0°～45°、外旋 PROM 0°～60°。关节活动受限，不能上举、背伸、外展，不能完成如梳头、穿套头衫等日常生活活动。右肩关节周围肌肉紧张，三角肌滑囊压痛，喙突下压痛。VAS 评分：5 分。双上肢腱反射基本对称，Hoffmann 征（－）。空罐实验（－），霍金征（＋），离背实验（－）。右侧 X 线片检查提示：右肩关节退变。查体交流过程中患者情绪焦躁不安，对关节活动度和压痛点检查时产生的疼痛表现出较大抵触情绪。

请讨论

(1) 上述体检信息对你的诊断有何帮助?

(2) 以上特殊体格检查试验全面吗? 为什么?

(3) 你还需要进一步做哪些辅助检查?

(4) 患者目前的康复诊断是什么?

(5) 除了慢性疼痛和功能受限外,冻结肩还会给患者带来什么?

教师参考意见

(1) 这一部分涉及较多诊断学内容,需引导同学讨论每一阳性体征及阴性体征的临床意义,如何去检查?

(2) 肩关节特殊体格检查的体征:

① Neer 试验;

② 痛弧试验(见图 11-2);

③ Yergason 试验;

④ Lift off 试验又称离背试验(见图 11-3);

⑤ 空罐试验(见图 11-4);

⑥ Hawkins 试验(见图 11-5);

⑦ 外旋抗阻力试验。

学习过程中需引导同学掌握不同体格检查操作和意义,提醒同学讨论为什么不对患者完成所有体格检查?

(3) X 线检查只能观察骨与关节退变,可通过 CT 或 MRI 检查观察患者软组织变化情况。注意提醒学生,当患者症状、体征与影像学检查不符时,诊断(包

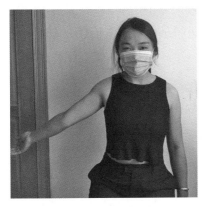

图 11-2　疼痛弧试验

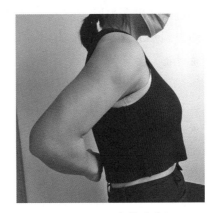

图 11-3　离背试验

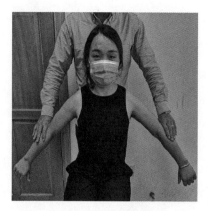

图 11-4 空罐试验

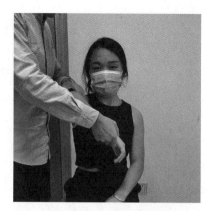

图 11-5 Hawkins 试验

括定位、损伤程度)以患者症状、体征为主。

(4) 康复医学是一门以功能为导向的学科,在通过全面评估后,注意引导学生找出患者的主要康复问题,并制订治疗方案。该患者完整康复诊断如下:右肩关节冻结肩,凝结期,慢性疼痛,右肩关节功能受限,日常生活活动能力部分依赖。

(5) 研究表明,长期慢性疼痛会对患者心理造成一定程度的影响。引导同学讨论如何在诊断之外关注患者心理问题,如何缓解患者焦虑不安的情绪。

场景2

第一回

通过上述患者主诉、影像学检查和体格检查,与患者简单交流过后,患者紧张情绪得到一定程度缓解。此时,需对患者进行进一步康复治疗处方的制订。

请讨论

(1) 冻结肩的康复治疗原则是什么?

(2) 通过康复评定,如何制订康复处方?

教师参考意见

(1) 急性期以止痛为主。使用非类固醇抗炎镇痛药如吲哚美辛(消炎痛)率、双氯芬酸钠(扶他林)、布洛芬(芬必得)等,均有较好的抗炎镇痛效果。老年人使用该类药物需注意剂量,不要太大,且不宜长期应用,以免引起肝肾功能损害。肌松药等不仅能缓解肌痉挛,还兼有止痛效果。激素进行关节内或局部压痛点封闭注射。当急性期、肩关节疼痛剧烈时,用三角巾吊起患肢制动均有一定的止痛效果。进入慢性期后须及时进行肩部功能锻炼,以防止关节挛缩加重。如:取弯腰位将患臂下垂,做前后、左右的摆动或画圈动作。在活动范围改善后利用双手爬墙动作牵拉,肩部逐步上举。理疗、针灸、按摩推拿、关节腔内注射(激素+利多卡因)行压力扩张(盂肱关节)关节囊,均具有一定疗效。在疼痛基本缓解后,要加强肩部功能锻炼,积极恢复肩部的活动功能。对少数肩部活动严重受限者,可在麻醉下先用手法松解粘连而后进行肩部的功能锻炼。冻结肩虽然有自愈倾向,但患病期间仍需积极进行功能锻炼,否则肩痛虽然缓解,但有可能会留下肩关节的活动障碍。

(2)引导学生们根据康复评定,患者存在哪些问题,制订出相对应的康复处方。需注意康复治疗处方各项内容的适应证和禁忌证。

第二回

患者除了接受妙纳放松肌肉、弥可保营养神经等药物治疗外,还主要接受康复治疗,具体为物理因子治疗(如激光、TENS 镇痛,短波消炎等)、牵引、手法等康复治疗后,患者肩痛明显改善。

请讨论

(1)上述治疗的治疗时间、方法、部位如何选择?

(2)从发病原因角度看,如何预防冻结肩复发?

(3)除传统康复治疗方法外,有什么新技术可应用于冻结肩的康复治疗?

(4)患者出院后,还需要进行康复治疗吗? 如何自我锻炼?

教师参考意见

(1)这一部分,引导学生如何掌握使用关节松动技术及其他相关治疗的方法;可现场让同学们操作或体验。

(2)讨论中需提醒学生冻结肩的其他易患因素进行讨论,如受凉、肩关节周围外伤、肩关节结构发育不良等。

(3)除传统康复治疗如物理因子治疗、推拿按摩、药物治疗等,悬吊运动训练、体外冲击波技术、肌内效贴布等也在临床中应用于冻结肩的康复治疗。讨论时注意引导同学关注这方面的相关书籍和文献。

(4)讨论中让学生们意识到自我锻炼的重要性。可设置场景让学生分组扮演医师和患者,讨论合理宣教内容。

四、案例小结

（一）冻结肩的概述

冻结肩是肩周炎中常见的一个类型，通常所说的肩周炎又多半指的是冻结肩。因 50 岁左右为高发年龄，因而又叫"五十肩"，以中老年人为多见。

1. 病因

目前冻结肩确切的病因尚不清楚，有人认为是一种自身免疫性疾病，也有人认为与全身代谢障碍有关。本病系多滑囊病变，病变累及盂肱关节关节囊、肩峰下或三角肌下、肱二头肌长头肌腱滑囊等处。早期病变为滑囊充血、水肿和渗出。后期滑膜腔粘连闭锁、纤维样变。初期疼痛影响了肩部活动，在以上受累组织间的纤维化的瘢痕的发展又进一步限制了肩部活动。

2. 临床表现

一般可分为急性期、慢性期和恢复（缓解）期 3 个阶段。冻结肩起病急，疼痛剧烈，肩部肌肉保护性痉挛，致肩关节活动受限。

急性期一般持续 2~3 周后进入慢性期。但多数患者无明显急性期，而是起病缓慢。慢性期疼痛比急性期轻，但挛缩加重，肩关节呈冻结状态，致使穿衣、梳头甚至便后擦手纸等动作均感困难，经过数月至 1 年后，逐渐进入恢复期，炎症、粘连等病变逐渐吸收，疼痛逐渐减退，活动功能逐渐恢复，病程一般要持续 1~2 年。

3. 鉴别诊断

冻结肩要与非冻结肩引起的症状相鉴别，如同样有肩痛症状，应先排除肩袖损伤、风湿性关节炎、肿瘤等。

（二）冻结肩的康复治疗

急性期以止痛为主。使用非类固醇抗炎镇痛药如双氯芬酸钠（扶他林）等，有较好的抗炎镇痛效果。老年人使用该类药物需注意剂量，不要太大，且不宜长期应用，以免引起肝肾功能损害。肌松药等不仅能缓解肌痉挛，还兼有止痛效果。激素进行关节内或局部压痛点封闭注射。用三角巾吊起患肢制动均有一定的止痛效果。

进入慢性期后可作适当的肩部功能锻炼，以防止关节挛缩加重。取弯腰位将患臂下垂，做前后、左右的摆动或画圈动作。在活动范围改善后利用双手爬墙动作牵拉，肩部逐步上举。理疗、针灸、按摩推拿、关节腔内注射（激素＋利多卡因)行压力扩张(盂肱关节)关节囊,均具有一定疗效。在疼痛基本缓解后要加强肩部功能锻炼,积极恢复肩部活动功能。对少数肩部活动严重受限者,可在麻醉下先用手法松解粘连,而后进行肩部的功能锻炼。

冻结肩虽然有自愈倾向,但患病期间仍需积极进行功能锻炼,否则肩痛虽然缓解,但有可能会留下肩关节的活动障碍。

参 考 文 献

[1] Lho Y. -M. , Ha E. , Cho C. -H. , et al. Inflammatory cytokines are overexpressed in the subacromial bursa of frozen shoulder [J]. Journal of Shoulder and Elbow Surgery. 2013; 22(5): 666 - 672.

[2] Düzgün I, Baltaci G, Atay OA, et al. Manual therapy is an effective treatment for frozen shoulder: an observational study [J]. Eklem Hastalik Cerrahisi. 2012;23: 94 - 99.

[3] 崔月丽,王晓青,张静等. 运动疗法为主综合康复治疗粘连型肩周炎的临床研究[J]. 中华物理医学与康复杂志,2013,(4): 322 - 324.

[4] Maund E, Crajg D, Suekarran S, et al. Management of frozen shoulder: a systematic review and cost-effectiveness analysis [J]. Health Technol Assess. 2012; 16 (11): 261 - 264.

[5] Bunker T, Reilly J, Baird K, Hamblen D, et al. Expression of growth factors, cytokines and matrix metalloproteinases in frozen shoulder [J]. Bone Joint J. 2000; 82 (5): 768 - 773.

[6] 梁成盼,董新春,丁文娟等. 悬吊训练技术对肩周炎的疗效观察[J]. 中国康复医学杂志,2016,(4): 447 - 450.

[7] Holmes RE, Barfield WR, Woolf SK, et al. Clinical evaluation of nonarthritic shoulder pain: diagnosis and treatment [J]. Physician Sportsmed. 2015;43(3): 262 - 268.

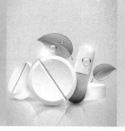

案例 12

令人困扰的腰痛
（腰椎间盘突出症的康复）

本案撰写者：王雯慧　赖海芳
瑞金康复医院康复科
E-mail：pineapple-hana@hotmail.com
Tel：64370045 - 600713

一、案例摘要

　　患者，王先生，男性，60 岁，腰痛伴右下肢麻木 1 个月。患者 1 月前搬重物后腰痛伴右下肢麻木。追问病史，既往有腰部不适病史数年，休息后好转，未及时就诊。查体：神清，腰椎活动度差，腰 4～5 棘突间压痛阳性，Vas 3 分，右侧直腿抬高试验（±），加强试验，右侧跟臀试验（＋），右侧股四头肌 5 级，右侧胫前肌肌力 5 级，右侧踇背伸肌肌力 3 级，右大踇指感觉减退。辅助检查：腰椎正侧位片示腰椎退行性改变（见图 12 - 1）。

　　这是一列较为典型的腰突症患者病例，通过此病例就腰突症的康复诊断、康复评定、康复治疗等逐一展开。讨论时需引导同学如何进行腰突症及其并发症的康复治疗及人文关怀等方面进行讨论。

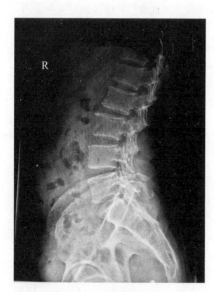

图 12 - 1　腰椎侧位片

二、学习目的

　　1. 基础医学（解剖、生理、病理等）
　　（1）掌握神经、骨骼、肌肉系统解剖。
　　（2）掌握腰突症的病因。

（3）掌握腰突症的分型及病。

2. 临床医学（流行病学、疾病诊治、循证医学、预防医学等）

（1）掌握腰突症的临床表现及体征。

（2）掌握腰突症的定位诊断。

（3）掌握腰突症的康复评定方法。

（4）掌握腰突症的康复治疗方法。

3. 医学人文（医学伦理、卫生经济、医患沟通等）

（1）讨论在我国居民目前生活习惯下如何更有效降低腰突症的发病率。

（2）讨论在现有医疗体制下如何使有限的康复医疗资源惠及更广大患者。

（3）讨论如何在治疗中更好地和患者及家属沟通。

三、教学场景

场景 1

第一回

你是医院康复科的一名当班医生。今天你看门诊时，一位 60 岁男性患者因腰痛伴右下肢麻木 1 月于门诊就诊。查体：神清，腰椎活动度差，腰 4～5 棘突间压痛阳性，右侧直腿抬高试验（±），右侧跟臀实验（＋），右侧踇背伸肌肌力减退，右大踇指感觉减退。

请讨论

（1）针对该患者的情况，你整理的关键信息有哪些？

（2）根据他的病情，可能的原因有哪些？

（3）你还需要哪些信息来区别患者患病的原因？

教师参考意见

（1）这可能是一名腰突症的患者，所以讨论可以围绕腰突症的诊断、鉴别诊断展开。

（2）讨论中需提醒学生患者除腰痛症状外的相关症状，如下肢的麻木、肌力、ROM、感觉等，让学生对此有所思考。

（3）进一步询问相关信息时需注意提醒同学有关询问病史的次序及技巧。

第二回

当进一步询问病史，患者有长期弯腰劳动史，既往在搬动重物时出现腰部疼痛,休息后好转,当时未就诊。1月前搬动重物时出现腰痛,疼痛逐渐加重,口服止痛药后疼痛略有改善,现患者腰痛难忍,影响日常生活。后行腰椎 MRI 检查示:腰 4～5 椎间盘突出(见图 12-1、图 12-2)。

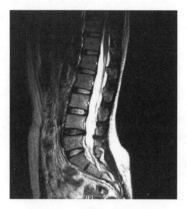

图 12-2　腰椎 MRI 矢状位

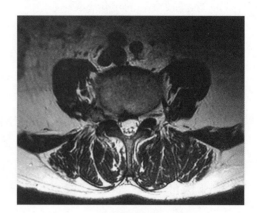

图 12-3　腰椎 MRI 横断面

请讨论

(1) 通过进一步询问病史,有没有明确你对该患者的诊断?

(2) 试分析腰突症的病因有哪些,如何预防?

教师参考意见

(1) 腰椎间盘突出症是在椎间盘退变的基础上发生的,而外伤则常为其发病的重要原因。患者多有弯腰劳动或长期坐位工作史,首次发病常在由于半弯腰持重或突然作扭腰动作过程中。

(2) 腰椎间盘突出症是在退行性变的基础上受到积累性损伤所致,故减少积累性损伤是非常重要的,讨论中提醒同学考虑如何减少积累性损伤(长期坐位工作者应注意桌椅高度、定时改变姿势,职业工作中需长弯腰劳动者,应定时伸腰、挺胸,如需弯腰取物,最好采用屈髋屈膝下蹲方式,减少对椎间盘后方的压力)让学生对此有所思考。

第三回

查体:神清,腰椎活动度差,腰 4～5 棘突间压痛阳性,Vas 3 分,右侧直腿抬高试验(±),右侧跟臀试验(+),右侧股四头肌 5 级,右侧胫前肌肌力 5 级,右跛背伸肌肌力 3 级,右大跛指感觉减退,病理征(一)。

请讨论

(1) 依据上述体检信息能否确定康复诊断?

(2) 你觉得还需要进行哪些体格检查?

(3) 患者目前的康复诊断是什么(即患者目前存在的主要康复问题有哪些)?

(4) 针对上述康复问题,请讨论患者的治疗方案。

(5) 该患者是否需要手术治疗?

教师参考意见

应注意腰突症与腰肌劳损、腰椎管狭窄、梨状肌综合征等相鉴别。

(1) 腰肌劳损:患者可有一侧腰痛、臀痛及股外侧疼痛或不适,脊柱侧弯和活动受限,以及直腿抬高受限等表现,多为腰脊神经后支受累。腰痛多为酸痛,休息后可好转,久卧又感不适。放射痛症状和体征多不累及小腿和足部,无肌力、感觉和反射改变。压痛部位多在椎旁肌或骶髂部,不在棘突间,且有固定压痛点,该位置常为肌肉起止点或神经肌肉结合点,在压痛点进行叩击,疼痛反可减轻。

(2) 腰椎管狭窄:间歇性跛行是该病最突出的症状。步行一段距离后,下肢出现酸痛、麻木、无力,蹲下休息后才能继续行走,骑自行车和卧床时多无症状。检查可无任何异常体征。少数患者可有根性损害表现。严重的中央型椎管狭窄可出现大小便功能障碍。主要由临床判断,CT 检查或脊髓造影对诊断帮助很大。

(3) 梨状肌综合征:坐骨神经从梨状肌下缘或穿过梨状肌下行,若梨状肌因外伤、先天异常、炎症等增生、肥大、粘连,在肌肉收缩过程中刺激或压迫坐骨神经而出现臀部、下肢痛,症状出现与活动有关,休息即可明显缓解,臀部深压痛及直腿抬高试验阳性。

患者现在的主要康复问题为腰痛影响日常生活,左侧胫前肌肌力减退导致行走时左足略有下垂,影响步态稳定。

康复医学是一门以功能为导向的科学,在通过全面评定后,注意引导学生找出患者存在的主要康复问题,并给出治疗方案(理疗、腰椎牵引及运动疗法,腰椎牵引的机制及主要方法)。

场景 2

2 周后,该患者至你处复诊,腰痛症状较前明显改善。查体:神清,腰 4～5棘突间压痛较前明显减轻,右侧直腿抬高试验(一),右侧股四头肌 5 级,右侧胫前肌肌力 5 级,右踇背伸肌肌力 3 级,右大踇指感觉减退,病理征(一)。

请讨论

（1）患者目前存在的主要康复问题是什么？

（2）针对上述康复问题，请讨论患者下一步的治疗方案。

教师参考意见

（1）患者腰痛症状较前明显改善，腰椎活动度是否有改善？

（2）患者现疼痛改善，但右侧踇背伸肌肌力仍较差，可影响患者日常行走步态的稳定性，应加强患者肌力训练。

四、案例小结

腰椎间盘突出症是纤维环破裂后髓核突出压迫神经根造成以腰腿痛为主要表现的疾病。椎间盘相当于一个微动关节，是由透明软骨板、纤维环和髓核组成，分布在腰椎骨间。腰椎间盘退行性改变或外伤导致纤维环破裂，髓核从破裂处脱出，压迫腰椎神经，从而出现腰腿放射性疼痛。

椎间盘由纤维环、髓核、透明软骨终板组成。纤维环由坚韧的含有胶原纤维束的纤维软骨构成，位于髓核的四周。髓核位于椎间盘中心稍后方，外观呈半透明的凝胶状，被纤维环和软骨板所包绕。透明软骨终板覆盖于椎体上、下面骺环中间的骨面。纤维环和透明软骨终板一起将胶状髓核密封，如软骨板有破裂或缺损，髓核可突入椎体，在 X 线片上显示椎体有压迹，称为 Schmorl 结节。

（一）腰椎间盘突出症概述

1. 症状

腰椎间盘突出症患者最多见的症状为疼痛，可表现为腰背痛和坐骨神经痛，典型的坐骨神经痛表现为由臀部、大腿后侧、小腿前外侧至足背和足趾的放射痛。据临床统计，约 95％的腰突症患者有不同程度的腰痛，80％的患者有下肢痛。特别是腰痛，不仅是腰椎间盘突出最常见的症状，也是最早出现的症状之一。

疼痛发生主要是由于突出的髓核对邻近组织（主要为窦椎神经及脊神经根）的刺激与压迫，同时髓核内糖蛋白等生物物质溢出，释放组胺等引起局部化学性炎症，引起的化学性和机械性神经根炎所致，引起或轻或重的慢性腰腿痛。而且腰椎的退变也往往同时发生在腰部的其他组织，如腰椎间小关节、韧带、腰部肌肉等，造成这些组织局部的慢性炎症，引起疼痛。两个因素相互作用，互相加重，使腰腿痛进行性发展。

2. 体征

步态异常，压痛，曲度变化，腰椎活动受限，直腿抬高试验阳性。

3. 病因

（1）退行性变：目前认为，其基本病因是腰椎间盘的退行性变。退行性变是一切生物生、长、衰、亡的客观规律，由于腰椎所承担的特殊生理功能，腰椎间盘是身体负荷最重的部分，所以腰椎间盘的退行性变比其他组织器官要早，而且进展相对要快。这个过程是一个长期、复杂的过程。所谓腰椎间盘退行性改变，即由于椎间盘受体重的压迫，加上腰部又经常进行屈曲、后伸等活动，易造成椎间盘的挤压和磨损，尤其是下腰部的椎间盘，从而产生退行性改变。腰椎间盘退行性改变是本病发生的基础。

（2）其他因素：

① 外力作用：在日常生活和工作中，部分人往往存在长期腰部用力不当、过度用力的姿势或体位的不正确等情况。例如，长期从事弯腰工作的煤矿工人和建筑工人需经常弯腰提举重物。这些长期反复的外力造成的损伤日积月累地作用于椎间盘，加重了退变的程度。

② 吸烟；

③ 体育运动；

④ 寒冷、肥胖、不良站姿等。

4. 分型

（1）根据突出物与椎管的位置分为中央型、旁中央型、旁侧型、极外侧型（椎间孔内型、椎间孔侧型）。

（2）按病理分型：退变型、膨出型、突出型、脱出后纵韧带下型、脱出后纵韧带后型。

（二）腰椎间盘突出症的康复治疗

急性期发作时，理疗禁用温热疗，手法以放松为主；恢复期时可用温热疗，手法以关节松动为主。治疗方法：牵引、物理治疗（镇痛、消炎、促进组织再生等）、经皮阻滞疗法、关节松动术推拿、自我锻炼。

参考文献

［1］黄晓琳，燕铁斌.康复医学［M］.5 版.北京：人民卫生出版社，2013：218-225.

［2］于长隆.骨科康复学［M］.北京：人民卫生出版社，2010，467-470.

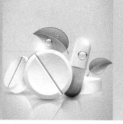

案例 13

令人窒息的胸痛
(冠状动脉粥样硬化性心脏病的康复)

本案撰写者：汤宜婷　何鑫
瑞金医院卢湾分院康复科
E-mail：tang_edith@yahoo.com.cn
Tel：63864050

一、案例摘要

　　患者，王先生，男性，68 岁，持续性胸前区疼痛 10 min。既往有冠心病史、高血压脑出血病史。体检：神清，痛苦面容，口唇微绀，两肺呼吸音粗，心率 90 次/min，律不齐，血压 150 mmHg/90 mmHg。患者急诊心电图检查提示：V1～V5 导联 ST 弓背抬高(见图 13-1)，急诊查心肌酶肌钙蛋白 TNI 升高。紧急处理后拟

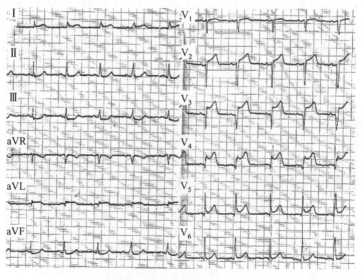

图 13-1　患者急诊心电图

"急性心肌梗死"收住心内科 CCU 病房,10 天后病情稳定,介入康复治疗,20 天出院门诊随访,继续康复治疗。

这是一例较为典型的心肌梗死患者,讨论将就冠心病心肌梗死的诊断、康复评定、康复治疗等逐一展开。康复医学是一门以功能为导向的临床医学,讨论时需引导同学在如何进行康复功能评定,并针对性地做出康复治疗方案等方面多加讨论。

二、学习目的

1. 基础医学(解剖、生理、药理等)
(1) 冠心病定义、分型及临床表现。
(2) 冠心病的康复治疗原理、分期。
(3) 冠心病的康复治疗适应证、禁忌证。
2. 临床医学(流行病学、疾病诊治、循证医学、预防医学等)
(1) 冠心病相关的康复评定。
(2) 冠心病心肌梗死康复程序。
(3) 康复训练注意事项。

三、教学场景

场景 1

你是医院的一名医生。今天你看急诊时,救护车送来了一名患者,王先生,男性,68 岁。主诉:持续性胸前区疼痛 10 min,舌下含服硝酸甘油未明显缓解,既往有冠心病史、高血压脑出血病史。体检:神清,痛苦面容,口唇微绀,双肺呼吸音粗,心率 90 次/min,律不齐,血压 150 mmHg/90 mmHg。患者急症心电图检查提示:$V_1 \sim V_5$ 导联 ST 弓背抬高,急症查心肌酶肌钙蛋白 TNI 升高。

请讨论

(1) 针对患者的情况,你整理的关键信息有哪些?
(2) 根据他的病情,可能的原因有哪些? 还需排除哪些疾病?
(3) 你还需要哪些检查来确定患者的诊断?

教师参考意见

(1) 这是一位急诊胸痛的患者,所以讨论可以围绕胸痛的诊断、鉴别诊断开始。

（2）进一步询问相关信息时需注意提醒同学有关询问病史的次序技巧及胸痛的处理。

场景 2

患者收治心内科 CCU 病房 1 周,病情基本稳定,要求康复科会诊,进行心脏康复治疗。体检:患者卧床,床边心电监护中,心率 70 次/min,律不齐,偶见室早,血压 130 mmHg/75 mmHg, SaO_2:99%,体温正常。

请讨论

（1）你觉得该患者能否进行康复治疗?

（2）患者目前存在的主要康复问题是什么?

（3）康复治疗如何开展?

教师参考意见

（1）近年来,内科医生和心脏病专家们已改变过去对心肌梗死患者的标准处理方法即卧床和明显限制活动,而着眼于改善功能状态。让早期的心肌梗死患者在身体情况允许的情况下尽量早地活动。

（2）针对患者的情况讨论心脏 I 期康复适应证和禁忌证。

（3）引导学生讨论治疗方案以及 I 期康复训练量的控制。

场景 3

患者住院第 20 天,目前病情稳定。静息心率:70 次/min,血压基本在正常范围,体温正常。近日无明显心绞痛、心律失常和心力衰竭的情况和并发症,次日出院。

请讨论

（1）你觉得该患者还需要继续进行康复治疗吗?

（2）如是,患者目前存在的主要康复问题是什么?

（3）针对上述康复主要问题,请讨论患者下一步的治疗方案。

教师参考意见

（1）II 期康复指患者从出院开始,至病情稳定性完全确立为止,患者病情仍然有恶化的可能性,进行较大强度运动的危险性较大。因此患者在此期主要是要保持适当的体力活动,逐步适应家庭活动,引导学生进行讨论 II 期康复适应证。

（2）引导学生针对性指导和制订治疗方案并讨论康复治疗中的注意事项。

　　场景 4

　　6 个月后,该患者至你处复诊,主诉无明显胸痛发作,登楼时偶有胸闷、气急。现在能在小区散步、打太极拳活动等。体检:神清,口唇无发绀,心率 80 次/min,律齐,未闻及病理性杂音,心界略向左下扩大,两肺呼吸音清,下肢无水肿。复查心电图提示"窦性心律,陈旧性前间壁心梗,部分 ST-T 变化"。

　　请讨论

　　(1) 你觉得还需要进行哪些康复评定以了解该患者的恢复情况?

　　(2) 患者目前存在的主要康复问题是什么?

　　(3) 请讨论和制订患者下一步的治疗方案。

　　教师参考意见

　　(1) 对于冠心病心肌梗死的患者心脏康复是长期的,康复治疗的目的是为了改善心肺、代谢功能,因此根据患者的情况制订合适的个体化的安全有效运动处方是非常必要的。

　　(2) 在制订运动处方时引导学生运选择运动训练的方式、强度、时间、频率。

　　(3) 注重危险因素的控制。

四、案例小结

(一) 概述

　　(1) 冠心病的定义:由于脂质斑块在冠状动脉壁沉积,造成动脉管腔狭窄甚至闭塞,引起心肌供血不足而产生心绞痛或心肌梗死。

　　心绞痛是冠心病的最常见表现,由于暂时性心肌缺血引起的以胸痛为主要特征的临床综合征。

　　(2) 心肌梗死:是指在冠状动脉病变的基础上,发生冠状动脉血供急剧减少或中断,使相应心肌严重而持久地急性缺血所导致的心肌缺血性坏死,是冠心病的严重类型。

　　(3) 加拿大心血管学会(CCS)心绞痛严重度分级:

　　Ⅰ级:一般体力活动不引起心绞痛,但紧张、快速或持续用力可引起心绞痛。

　　Ⅱ级:日常体力活动稍受限制,在正常情况下以一般速度平地步行 200 m 以上或登一层以上的楼梯受限。

Ⅲ级：日常体力活动明显受限，在正常情况下以一般速度平地步行 100～200 m 或登一层楼梯时可发作心绞痛。

Ⅳ级：轻微活动或休息时即可以出现心绞痛症状。

（二）冠心病的康复

1. Ⅰ期康复——患者住院期间的康复

（1）Ⅰ期康复治疗原理：打破临床传统绝对卧床休息，通过适当活动，减少绝对卧床休息带来的不利影响，促进体力恢复。

（2）Ⅰ期康复治疗的适应证：生命体征稳定且没有并发症。静息心率小于110 次/min，血压基本在正常范围，体温正常。心血管病情稳定，无明显心绞痛，无心力衰竭，无严重心律失常和心源性休克。

（3）康复禁忌证：凡是康复训练过程中可诱发临床病情恶化的情况都被列为禁忌证，包括原发病不稳定或合并新的临床并发症。

（4）康复治疗内容：主要是通过适当活动，减少或消除绝对卧床休息所带来的不利影响。逐步恢复一般日常生活活动能力，包括：上、下肢被动、主动运动，坐椅子，床边、室内步行，轻度家务劳动、娱乐活动等。

（5）Ⅰ期康复治疗目标：防止绝对卧床的不利影响和并发症，能够适应一般家庭活动而不出现心血管症状。日常活动：走 100～200 m，上下 1～2 层楼，无症状。运动能力达到 2～3 METs，达到训练目标可以出院

2. Ⅱ期康复——患者从出院开始，至病情稳定性完全确立为止

（1）Ⅱ期康复适应证：与Ⅰ期相似，患者病情稳定，生命体征稳定且没有并发症。

（2）Ⅱ期康复治疗内容：

① 最初的适应：回家后的第 1～2 周内，保持出院前相同的运动水平；即保持每日的步行和出院计划中的身体活动；

② 确认无任何不适后：逐渐增加活动内容，延长活动时间，增加活动频率；

③ 进入正规康复训练：散步、医疗体操、园艺活动等。

（3）Ⅱ期康复目标：逐步恢复日常生活能力（包括轻家务、娱乐活动），提高生活质量，控制危险因素，改善或提高体力活动能力和心血管功能，运动能力达到 4～6 METs。

3. Ⅲ期康复——病情处于较长期稳定状态的冠心病患者的康复

（1）Ⅲ期康复目标：巩固Ⅰ、Ⅱ期康复成果，控制危险因素，改善或提高体力活动能力和心血管功能，恢复发病前的生活和工作。

（2）Ⅲ期康复适应证：

① 病情稳定者；

② 陈旧性心肌梗死；

③ 稳定型劳力性心绞痛；

④ 冠状动脉分流术和腔内成形术后；

⑤ 心脏移植术后；

⑥ 安装起搏器以后；

⑦ 病情稳定的心功能减退室壁瘤。

（3）运动注意事项（原则：个体化，安全有效，循序渐进、持之以恒）：

① 医务人员咨询与指导，必要时监护下进行；

② 理解个人的限制；

③ 小量开始，逐渐增量，循序渐进，持之以恒；

④ 选择适当的运动，避免竞技性运动；

⑤ 只在感觉良好时运动；

⑥ 定期检查和修正运动处方，避免过度训练。

参考文献

黄晓琳,燕铁斌.康复医学[M].5 版.北京：人民卫生出版社,2013：226 - 228.

让我呼吸轻松点
（慢性阻塞性肺疾病的康复）

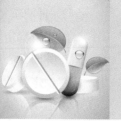

本案撰写者：汤宜婷　包兴骅
瑞金医院卢湾分院康复科
E-mail：tang_edith@yahoo.com.cn
Tel：64370045 - 600713

一、案例摘要

患者，刘先生，男性，58岁，公司职员。反复咳嗽咳痰10余年加重3天。近10年来反复咳嗽咳痰，偶有胸闷气促，冬季加重。3天前因着凉出现气促，咳嗽加重。40年吸烟史，每日1包。查体：神志清，心率90次/min，体温38.5℃。气促，呼吸频率21次/min，mMRC分级1级，快步行走或上楼梯后加重，脉搏血氧饱和度（SPO_2）93%。咳痰困难，Miller痰液分级M2P3，脓痰，无血丝血块，痰液量较少。视诊：消瘦，桶状胸，胸式呼吸为主，呼吸急促。触诊：气管居中，双侧胸廓扩张对称，辅助呼吸肌紧张。听诊双肺呼吸音粗，可闻及干湿啰音。影像学检查显示双侧肺过度充气，胸廓前后径增加，肋间隙增宽。肺功能检查：第1秒用力呼气容积/用力肺活量（FEV_1/FVC）69%。考虑慢性阻塞性肺病急性加重。予药物化痰抗感染治疗、吸气肌抗阻、腹式呼吸、放松呼气、缩唇呼吸、延长呼气等呼吸训练改善气促及呼吸肌疲劳，主动循环呼吸技术、振荡呼气正压呼吸廓清气道减少痰液潴留，手法放松辅助呼吸肌，有氧及抗阻运动改善耐力及体适能，复原姿势、戒烟、环境改变及预防等患者教育。一周后患者自觉呼吸急促改善，呼吸频率18次/min，mMRC分级0级。SPO_2 96%，FEV_1/FVC 71%，痰液分级M2P1，痰液较易咳出。

这是一例较为典型的慢性阻塞性肺病（chronic obstructive pulmonary disease, COPD）患者，讨论将就COPD的康复诊断、康复评定、康复治疗等逐一展开。康复医学是一门以功能为导向的临床医学，讨论时需引导同学在如何进行康复功能评定、如何准确找出患者存在功能障碍并针对性地做出康复治疗方案以及人文关怀等方面多加讨论。

二、学习目的

1. 基础医学（解剖、病理生理、药理等）

（1）掌握 COPD 的定义。

（2）掌握治疗 COPD 的常用药物及其特性。

2. 临床医学（疾病诊断、循证医学、预防医学等）

（1）掌握 COPD 的诊断及鉴别诊断。

（2）掌握 COPD 的康复评定方法。

（3）掌握 COPD 的康复目标和治疗计划。

3. 医学人文（医学伦理、卫生经济、医患沟通等）

（1）讨论如何预防 COPD 急性加重，特别是自身生活习惯和环境因素导致的 COPD 急性加重。

（2）讨论在康复治疗过程中如何获得患者最大治疗积极性及如何帮助患者建立康复的信心。

（3）讨论如何制定康复目标，以及在治疗中如何更好地和患者及家属沟通。

三、教学场景

场景 1

第一回

你是医院康复科的一名临床住院医生。今天收治一名患者，刘先生，男性，58 岁，公司职员。反复咳嗽咳痰 10 余年加重 3 天。初次交流时患者情绪比较焦虑：“医师，我十多年了，天一冷就容易感冒咳嗽。但这次从 3 天前着凉后开始，我就咳嗽、气喘得很厉害，走快了或上个楼梯就气都透不过来了。这对我的工作生活影响太大了，能不能让我呼吸轻松点？”查体发现患者体温升高，呼吸急促，胸廓前后径增大。

请讨论

（1）针对患者的情况，你整理的关键信息有哪些？

（2）根据患者的病情，可能的病因是什么？

（3）为了明确康复诊断、制订康复目标和治疗计划，你还需要询问哪些信息？

（4）面对患者的焦虑情绪，如何进行有效心理疏导？

教师参考意见

（1）这可能是一名 COPD 急性加重的患者，可提醒学生注意患者的症状、既往史、发病诱因等关键信息进行综合分析。此外，需询问患者是否吸烟以及可以引起症状加重的因素。

（2）注意引导学生关注患者的生活工作环境、日常活动能力等方面的情况以确定患者的康复目标。

（3）进一步询问相关信息时，需注意提醒同学有关询问病史的次序、技巧以及体格检查的方法。

（4）能否给予患者一个肯定的预后判断对帮助患者建立康复的信心至关重要。注意引导学生如何获得相关资料支持预后判断。呼吸短促时的担忧也会导致焦虑的问题，焦虑的体验也会加重呼吸急促。教导患者向医护人员或心理学专家查询有效治疗焦虑的方案，药物治疗也有助于减少生理症状和减少冲动的想法。

第二回

进一步询问病史，患者为公司职员。有 40 年的吸烟史，每日至少抽一包烟。10 多年来经常咳嗽咳痰，冬季加重，剧烈运动后偶然会有胸闷气促。自认为是"感冒"，未予重视。3 天前因着凉出现咳嗽加重，并且出现快速步行或上楼梯时明显气促的情况，前来就诊。

请讨论

（1）通过进一步询问病史，有没有明确你对患者的康复诊断？

（2）还需要进行哪些实验室检查来辅助诊断？

（3）试从病因学角度分析该病的危险因素有哪些？

（4）针对上述危险因素，如何做好预防措施？

教师参考意见

（1）这可能是一名 COPD 急性加重患者，除了自述症状、既往史和吸烟史，仍需要临床查体和实验室检查对疾病的程度做出全面的诊断。不完全可逆的气流受限是 COPD 诊断的必备条件。

（2）COPD 主要包括了肺气肿、慢性支气管炎和慢性哮喘，每种疾病都可以单独存在,但大多数患者都属于混合型。通常的危险因素包括了吸烟、环境因素如温度变化或空气污染、过敏、遗传和其他因素。少数人的肺气肿是由于遗传而缺乏一种蛋白质,成为 α_{-1} 抗胰蛋白酶缺乏症。

(3) 积极戒烟;参与肺康复计划,如呼吸运动、气道卫生以及个性化的渐进式运动,改善抵抗力;调整家庭和工作环境的温湿度;积极开窗透气,空气污染时则避免开窗接触污染空气;避免接触过敏原;每年接种肺炎及流感疫苗。

第三回

查体:神志清,心率 90 次/min,体温 38.5℃,呼吸频率 21 次/min,脉搏血氧饱和度(SPO$_2$)93%。改良 MRC 分级 1 级,快步行走或上楼梯后加重。咳痰困难,Miller 痰液分级 M2P3,脓痰,无血丝血块,痰液量较少。视诊及触诊:消瘦,胸廓前后径增大呈桶状胸,胸式呼吸为主,呼吸急促。气管居中,双侧胸廓扩张对称,辅助呼吸肌紧张。听诊:双肺呼吸音粗,可闻及干湿啰音和痰鸣音。叩诊:肺部过清音。

辅助检查:血常规 WBC 计数 1.2×10^9/L,N 86%。血气分析提示无呼吸衰竭。影像学检查:双肺感染,双侧肺过度充气,胸廓前后径增加,肋间隙增宽。肺功能检查:第 1 秒用力呼气容积/用力肺活量(FEV$_1$/FVC) 69%。

请讨论

(1) 你觉得该患者能否进行康复治疗?

(2) 你觉得还需要补充哪些康复评估?

(3) 患者目前存在的主要康复问题是什么?

(4) 根据上述康复诊断,请讨论患者的康复目标及治疗计划。

教师参考意见

(1) COPD 的康复禁忌证主要包括临床病情不稳定、感染未得到控制、呼吸衰竭或其他训练时可导致病情恶化的情况。

(2) 康复评定是康复治疗中的一项重要环节,COPD 的康复评定不仅需要进行呼吸功能评估,还需要评定患者的运动能力和日常生活能力。常用的评估包括改良 MRC 呼吸困难指数、呼吸功能改善恶化程度评分、6 分钟步行试验、心肺运动试验、改良 Barther 指数等。

(3) 患者的主要康复问题有呼吸功能障碍、日常活动能力受限。

(4) 引导学生根据患者生活习惯、生活工作环境、日常活动能力方面的需求制订相应的康复目标及治疗计划。应包括:治疗感染减少痰液分泌,主被动气道廓清减少呼吸阻力;纠正姿势,放松辅助呼吸肌,改善呼吸模式降低呼吸做功;

改善运动耐力和日常生活能力;教育患者预防和应对呼吸困难。

场景 2

3 个月后,该患者至你处复诊,主诉晨起有咳痰,登楼时偶有气急、咳黄脓痰等,无发热,现在能在小区散步、打太极拳活动等。体检:神清,口唇无发绀,安静状态下无明显气急,呼吸频率 18 次/min;心率 80 次/min,律齐;痰液分级M2P1,痰液较易咳出。两肺呼吸音低粗,未闻及干湿啰音。下肢无水肿。复查X 线片:"两肺纹理增粗,肺气肿"。肺功能检查:FEV_1/FVC 71%;血氧饱和度SPO_2 96%。mMRC 分级 0 级。

请讨论

(1) 你觉得还需要进行哪些检查评定以了解患者的恢复情况?

(2) 患者目前存在的主要康复问题是什么? 如何制订下一步的治疗方案?

(3) 绝大多数的 COPD 患者的气流阻塞不可逆,如何能如实患者病情又不损害患者的积极性?

教师参考意见

(1) 引导学生对患者的功能活动和生活质量进行评估,可以使用 6 分钟步行测试和改良 Barthel 指数评估运动耐力和日常生活参与能力,有条件的可使用心肺运动试验对运动能力进行全面评价。

(2) 主要问题是仍有黄脓痰和登楼偶有气促。继续针对性地使用抗感染药物进行治疗,湿化气道改变环境温度可有效改善气道纤毛活动,促进痰液的排出。也可进行主动的气道廓清技术,如主动循环呼吸训练和使用气道正压呼吸训练器减少痰液潴留。此外应继续进行肺康复如个性化渐进式耐力训练和肌力训练,改善活动能力和外周肌细胞摄氧能力。

(3) COPD 患者需要长期康复治疗,只是治疗的地点方式有所不同,在急性期应住院治疗,病情稳定后需门诊随访,社区、家庭康复治疗等。需引导学生进行讨论康复的模式,制订家庭康复训练计划,每月门诊复诊,给予针对性指导和治疗,提高患者的生活质量防止并发症。评估患者家庭和工作相应的环境,探讨环境对 COPD 患者的影响。

(4) 引导学生讨论如何告诉不能完全治愈患者的疾病预后。不应简单告诉患者其疾病不能痊愈。一方面,我们应该通过积极的药物和康复治疗,减少COPD 症状对患者日常生活的影响,使其可以生活自理并能参加适宜的工作,提高其自信心。另一方面，要引导患者接受现实。要让患者认识到即使存在慢性气流受限，通过一些代偿、变通的方式同样可以参与到正常的学习、生活与社会活动中来。多给患者一些正面的鼓励和关心可能会让患者更容易接受其疾病及预后的现实。

四、案例小结

慢性阻塞性肺疾病（chronic obstructive pulmonary disease，COPD）是一种常见的、慢性的、以不完全可逆的气流受限为特征的呼吸系统疾病，主要包括肺气肿、慢性支气管炎和慢性哮喘等疾病。每种疾病都可以单独存在，但大多数患者都属于混合型。通常的危险因素包括吸烟、环境因素如温度变化或空气污染、过敏、遗传和其他因素。少数人的肺气肿是由于遗传导致的 α_{-1} 抗胰蛋白酶缺乏症。

（一）COPD 的诊断

COPD 的诊断方式主要包括了查体、肺功能检查、影像学检查和血气分析。

1. COPD 的查体

临床症状主要表现为慢性咳嗽、咳痰、喘息，进行性加重的呼吸困难。查体早期可无异常，晚期可出现以下特征：

（1）视诊及触诊：营养状况，是否存在胸廓前后径增大，肋间隙增宽（桶状胸）。有无呼吸变浅、频率增快，是否有缩唇呼吸等，触觉语颤有无减弱等。呼吸模式：辅助呼吸肌紧张度。此外，还需要对患者痰液进行评估，包括痰液量的多少，有无异常气味，以及痰液中成分的比例。利用 Miller 痰液分级量表（见表 14-1）对痰液中脓液的比例进行评估。

表 14-1　Miller 痰液分级

分级	症　状
M1	黏液状，无肉眼可见脓液
M2	大部分黏液状液体，含有肉眼可见脓液
P1	1/3 脓液，2/3 黏液状液体
P2	2/3 脓液，1/3 黏液状液体
P3	>2/3 脓液

（2）叩诊：肺部过清音，心浊音界缩小，肺下界和肝浊音界下降。

（3）听诊：两肺呼吸音减弱，呼气延长，部分患者可闻及干啰音和（或）湿啰音。

2. 肺功能检查

主要评价肺部的机械功能，根据患者的测试结果是否落在同性别、身高和年龄的人群预测范围内来判断是否存在阻塞性肺疾病。主要包括肺量测定法、气体流量测试等方法。肺量测试中，COPD 患者的肺总量（TLC）、功能残气量（FRC）、残气量（RV）均会增加，VC（肺活量）降低，RV/TLC 增高，肺部会因气体滞留而膨大。

气体流量测试主要包括用力呼吸测试、流量容积曲线和呼气流量容积环。在用力呼气时，正常人的第 1 秒呼气量（FEV_1）通常占肺活量的 75%，COPD 患者第 1 秒呼气量一般会小于该比例。在流量容积曲线中，正常人呼气时，流量上升至峰值后会缓慢下降至残气量，而 COPD 患者在 75% 以下时流速会明显减慢。呼气流速容量环中可以得到用力呼气量、用力吸气量、呼气流速、FVC 和 FEV_1，显示患者是否患有 COPD。

3. 胸部影像学检查

COPD 患者肺组织过度充气，双肺透亮度增加，在胸片上显得更"黑"；胸廓前后直径增加呈桶状胸廓，肋间隙增宽肋骨平行；双肺可能存在肺大疱；心脏常呈垂直位，心影狭长。高分辨率 CT（HRCT）对辨别小叶中心型或全小叶型肺气肿及确定肺大疱的大小和数量、肺气肿的程度，比普通胸片有更大的敏感性与特异性。

4. 血气分析

主要包括脉搏氧饱和度、血氧分压、血二氧化碳分压等。对晚期患者十分重要，早期为轻、中度低氧血症，后期则可能有高碳酸血症。

（二）COPD 的康复评估

康复评估主要评估内容为呼吸困难程度的评估、运动能力的评估和日常生活能力的评估。必要时还需要对患者进行心理方面的评估。

1. 呼吸功能评估

临床上常用改良 mMRC 呼吸困难指数（见表 14 - 2）对患者的气促和呼吸困难程度进行评定。

表 14-2 改良 MRC 呼吸困难指数(mMRC)

分级	症 状
0 级	我仅在费力运动时出现呼吸困难
1 级	我平地快步行走或步行爬小坡时出现气短
2 级	我由于气短,平地行走时比同龄人慢或者需要停下来休息
3 级	我在平地行走 100 m 左右或数分钟后需要停下来喘气
4 级	我因严重呼吸困难以至于不能离开家,或在穿脱衣服时出现呼吸困难

对于治疗前后呼吸功能改变程度,通常使用呼吸功能改善恶化程度评分(见表 14-3)进行评估。

表 14-3 呼吸功能改善恶化程度评分

分级	症 状
−5	明显改善
−3	中等改善
−1	轻度改善
0	没有变化
1	轻度加重
3	中等加重
5	明显加重

2. 运动能力评估

(1) 6 分钟步行试验(6-minutes walk test,6MWT):最初是为 COPD 患者研发的,通过患者在 6 min 内沿着 30 m 的跑道用最快速度步行对患者的心肺耐力和运动能力进行评估,对疾病的严重程度和治疗效果的评价有很大的作用。6MWT 主要有以下 4 个关键因素:心率,耐力,氧转运受损和自感费力。

(2) 心肺运动试验(cardiopulmonary exercise test,CPET):COPD 患者的运动受限主要是由于肺功能无法支持机体运动所需而非心功能下降。常用的心肺运动测试指标包括了峰值摄氧量 VO_2peak、每千克峰值摄氧量 VO_2peak/kg、无氧阈 AT、氧脉搏 VO_2/HR、最大每分钟通气量 VE_{max}、呼吸储备 Br_{max}、峰值功率 Wpeak、最大心率 HR_{max} 等。COPD 患者以上指标均低于正常值。

3. 日常生活能力评估

临床常用改良 Barthel 指数(见表 14-4)对患者参与日常生活活动的能力进行评估,为制定康复目标提供参考。

表 14-4　改良 Barthel 指数(MBI)

项　目	评 价 标 准
1.大便	0 分=失禁或昏迷;5 分=偶尔失禁;10 分=能控制
2.小便	0=失禁或昏迷或需由他人导尿;5=偶尔失禁;10=能控制
3.修饰	0=需帮助;5=独立洗脸、梳头、刷牙、剃须
4.用厕	0=依赖别人;5=需部分帮助;10=自理
5.吃饭	0=依赖别人;5=需部分帮助;10=全面自理
6.转移	0=完全依赖别人,不能坐;5=需大量帮助能坐;10=需少量帮助或指导;15=自理
7.活动	0=不能步行;5=在轮椅上独立行动;10=需 1 人帮助步行;15=独立步行
8.穿衣	0=依赖;5=需一半帮助;10=自理
9.上楼梯	0=不能;5=需帮助;10=自理
10.洗澡	0=依赖;5=自理

(三) COPD 的康复治疗原则、目标和治疗计划

1. COPD 的治疗原则

最大程度提高生理储备容量,尽可能地提高患者的生活质量和整体的健康程度;对患者进行相关宣教,包括:COPD 疾病介绍,患者的自我管理,吸烟的危害及戒烟,营养,体重控制,压力控制等,以及药物治疗,感染控制和长期康复计划的作用;优化分泌物的清除;优化肺泡通气;提高肺活量、肺容量和肺流量;优化通气/灌注比以及气体交换;减少呼吸阻力;减少心脏的负荷;提高有氧运动耐量和氧气运输的效率;提高身体耐力和运动耐量;提高整体肌肉力量和由此产生的外周循环对氧的利用;为患者设计全面的、终身的健康和康复计划。

2. COPD 的康复目标

(1) 降低痰液的量和黏度,预防呼吸道感染。

(2) 预防和清除肺部积痰(尤其是慢性支气管炎相关的肺气肿,以及急性呼吸道感染)。

(3) 放松辅助呼吸肌,减少使用上胸部呼吸,降低呼吸肌张力。

（4）改善患者的呼吸模式,减少呼吸功、呼吸速率,以及辅助呼吸肌的使用。

（5）在功能性活动中运用控制式呼吸。

（6）减少和预防呼吸困难发生。

（7）改善下胸部的活动度。

（8）改善姿势。

（9）增进运动耐受度

3. COPD 的康复治疗计划

（1）戒烟:提倡患者戒烟,必要时需求戒烟门诊等医疗帮助。

（2）氧疗:氧疗是为低血氧的患者而处方的,目标是维持 COPD 患者动脉血氧饱和度 90％左右,而不是用于缓解呼吸困难的状况。COPD 患者急性加重出现缺氧,通常是通气功能下降引起的,可以采用改善痰液引流、扩张气道等方法降低气道阻力,改善缺氧。部分 COPD 患者存在通过低氧对呼吸产生刺激,氧疗后低氧被纠正可能减少通气加重二氧化碳潴留。因此,氧疗时需注意患者意识状态、呼吸形式以及血气,如出现神志改变、呼吸受抑或二氧化碳潴留加重需要及时改用机械通气辅助。

（3）药物治疗:COPD 的药物主要有 4 种种类,分别用于缓解症状、维持现状、预防药物和治疗急性加重。短效支气管扩张药物如短效 β_2 受体激动剂和短效抗胆碱能药物属于缓解呼吸困难症状的药物;长效抗胆碱能药物、长效 β_2 受体激动剂和茶碱的疗效可长达 12～24 h,属于维持现状的药物;糖皮质激素能减少病情突然加剧的次数,并减少因炎症导致的呼吸管道的肿胀和痰液的产生,属于预防药物;抗生素、口服激素和黏液溶解剂是治疗病情加重的药物,在患者病情恶化或突然加重时使用,有助于降低病情复发的严重性。

（4）气道廓清:对于存在痰液潴留的患者,除了教导其使用有效率的咳嗽技术外,还应对痰液潴留的肺叶进行体位引流。气道廓清技术主要有叩击振动和摇动、徒手过度通气、体位引流等徒手技术、应用高频胸壁振荡等电动排痰设备、主动循环呼吸训练(active cycle of breathing Techniques, ACBT)、自主引流技术等主动技术。应用振荡呼气正压设备(oscillatory positive expiratory pressure, OPEP)不仅可以促进分泌物向大气道移动,还可以维持气道稳定性。

（5）呼吸训练:教导患者进行腹式呼吸训练,扩张侧方肋骨,减少上胸部动作;使用放松呼气和圆唇呼吸(见图 14-1);吸气肌训练策略主要着重强调加强吸气肌耐力,主要通过流速依赖的吸气阻力设备进行每天最少 30 h、30％最大吸气压的训练。此类设备还可以增加吸气肌收缩速度,缩短吸气时间,延长呼气时间,从而降低 COPD 患者过度充气。

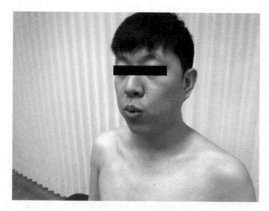

图 14‑1　圆唇呼吸

（6）患者教导：

① 患者使用复原姿势：坐位时双前臂支撑于大腿上，站立位时将双前臂支撑于墙上站立；

② 在日常活动中控制和调整呼吸：活动前吸气→活动时呼气；

③ 减少剧烈运动，避免举重物，把设备和食物摆放于容易取得的地方，保持活动范围在肩和腰水平之间，搬运时把物体靠近身体，穿袜或系鞋带时把脚靠近身体；

④ 尽可能坐着活动；

⑤ 多规律短暂休息，不要到需要休息时才休息；

⑥ 完成任务前先计划准备，将工作拆分成几份来完成，多使用让工作变得简单的工具；

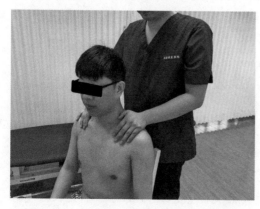

图 14‑2　手法放松辅助呼吸肌（上斜方肌）

⑦ 控制活动速度，用缓慢有节奏的动作，交替完成轻重动作；

⑧ 避免极端温度；

⑨ 避免餐后运动。

（7）辅助呼吸肌放松：主动放松技术和被动手法放松辅助呼吸肌，降低呼吸疲劳（见图 14‑2）。

（8）纠正姿势：改变头部前倾和圆背动作；教导患者采用舒适的姿势呼吸：放松上胸廓，尽可能多地使用下胸部。

(9) 渐进式耐力训练和体适能训练:运动计划应包括有氧运动、肌力训练和拉伸训练。有氧运动主要为步行训练,因为步行与日常活动最相关。其他类型的有氧运动包括自行车、功率自行车或划船机。力量训练并包括上肢、躯干和腿部的大肌群训练。拉伸训练可改善身体的灵活性并预防运动中的损伤。

参 考 文 献

[1] Pryor JA, Prasad SA. 成人和儿童呼吸与心脏问题的物理治疗[M]. 4 版. 喻鹏铭,车国卫,译. 北京: 北京大学医学出版社,2011: 399 - 426.

[2] Frownfelter D, Dean E. 心血管系统与呼吸系统物理治疗: 证据到实践[M]. 5 版. 郭琪, 曹鹏宇,喻鹏铭,译. 北京: 北京科学技术出版社,2017: 288 - 315,482 - 489.

[3] 王辰,梁宗安,詹庆元,等. 呼吸治疗教程[M]. 北京. 人民卫生出版社,2010: 191 - 197.

[4] Harden B, Cross M, Broad M, et al. 呼吸物理治疗: 值班医生手册[M]. 2 版. 刘伦旭等,译. 天津: 天津科技翻译出版有限公司,2014: 75 - 88.

[5] Walsh J, Seale H, Allan H, et al. 昆士兰卫生局州际慢性阻塞性肺病呼吸临床网络及澳大利亚胸肺基金会,慢性阻塞性肺病全国计划——与慢性阻塞性肺病同行——患者指南[G]. 2012: 20 - 26,76 - 79.

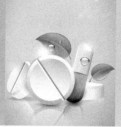

案例 15

我的腿怎么了
（糖尿病的康复）

本案撰写者：王雯慧　杨大鼎

瑞金康复医院康复科

E-mail：pineapple-hana@hotmail.com

Tel：64370045 - 600713

一、案例摘要

　　患者，陈女士，女性，52 岁，口干、多饮 1 年，左下肢疼痛 1 周。既往无其他疾病史。查体：神清，精神可，查体合作，对答切题，双侧瞳孔等大等圆、对光反射存在，腹型肥胖，全身皮肤巩膜无黄染及出血点，双肺呼吸音清，未及干湿啰音，心率 76 次/min，律齐，腹软，无压痛及反跳痛，肾区叩痛（－），双下肢水肿，腰椎无明显压痛，直腿抬高试验（－），左侧足背动脉搏动减弱，双侧肱二、三头肌肌腱反射、桡骨膜反射、膝反射、跟腱反射正常存在，双侧巴氏征阴性。BP 130 mmHg/85 mmHg，身高 160 cm，体重 68 kg，腰围 86 cm，BMI 26.56 kg/cm²。辅助检查：尿常规 WBC（－），尿糖（＋＋），尿酮体（－），空腹血糖 7.8 mmol/L，OGTT 2 h 血糖 17.8 mmol/L，肝肾功能、电解质正常。予控制饮食、口服二甲双胍联合阿卡波糖（拜糖平）降糖治疗，贝前列腺素那改善微循环，培达抗血小板以及运动治疗等康复治疗后患者血糖控制平稳、双下肢疼痛改善。

　　这是一例较为典型的糖尿病患者病例，通过此病例就糖尿病的康复诊断、康复评定、康复治疗等逐一展开。讨论时需引导同学如何进行糖尿病及其并发症的康复治疗及人文关怀等方面。

二、学习目的

1. 基础医学（解剖、生理、药理等）

（1）掌握糖尿病分型。

（2）掌握糖尿病的发病机制。

（3）掌握糖尿病及其并发症的临床症状。

（4）掌握糖尿病血管病变常用改善微循环、抗血小板药物等药物的药理特性。

2. 临床医学（流行病学、疾病诊治、循证医学、预防医学等）

（1）掌握糖尿病的诊断标准。

（2）了解糖尿病的并发症。

（3）了解糖尿病的鉴别诊断。

（4）熟悉糖尿病及其并发症的治疗。

3. 医学人文（医学伦理、卫生经济、医患沟通等）

（1）讨论在我国目前生活习惯下如何更有效降低糖尿病的发病率。

（2）讨论在现有医疗体制下如何使有限的康复医疗资源惠及更广大患者。

（3）讨论如何在治疗中更好地和患者及家属沟通。

三、教学场景

场景 1

第一回

你是医院康复科的一名当班医生。今天你看门诊时，一位女性患者，52 岁，因"口干、多饮 1 年，双下肢疼痛 1 周"门诊就诊，查空腹血糖 7.8 mmol/L，OGTT 2 h 血糖 17.8 mmol/L，肝肾功能、电解质正常。

请讨论

（1）针对该患者的情况，你整理的关键信息有哪些？

（2）根据患者的病情，可能的原因有哪些？

（3）你还需要哪些信息来区别该患者的患病原因？

教师参考意见

（1）这可能是糖尿病的患者，所以讨论可以围绕糖尿病的诊断、鉴别诊断展开。

(2) 讨论中需提醒学生患者除口干的症状外的相关症状,如体重减轻、食量增加等,让学生对此有所思考。

(3) 进一步询问相关信息时需注意提醒同学有关询问病史的次序及技巧。

第二回

当进一步询问病史,该患者近期出现左下肢疼痛、感觉异常,曾至骨科就诊行腰椎 X 线、CT 等检查,未见明显异常。

请讨论

(1) 通过进一步询问病史,分析引起该患者下肢疼痛的原因。

(2) 糖尿病可引起的血管病变、神经病变等。

(3) 针对糖尿病的各种并发症,考虑该如何预防。

教师参考意见

(1) 糖尿病的并发症分急性及慢性。

急性:糖尿病酮症酸中毒、感染。

慢性:大血管病变(冠心病、缺血性或出血性脑血管病、下肢动脉粥样硬化等),微血管病变(糖尿病肾病、糖尿病性视网膜病变等),神经病变,糖尿病足,眼的其他病变(黄斑病、白内障、青光眼等)。

(2) 对于糖尿病周围神经病变早期行肌电图检查可以提高其诊断率。

(3) 讨论中需提醒学生控制好血糖(通过健康教育、药物、体育锻炼等),可预防糖尿病各种并发症,让学生对此有所思考。

第三回

查体:神清,精神可,查体合作,对答切题,双侧瞳孔等大等圆、对光反射存在,腹型肥胖,全身皮肤巩膜无黄染及出血点,双肺呼吸音清,未及干湿啰音,心率76 次/min,律齐,腹软,无压痛及反跳痛,肾区叩痛(一),双下肢无水肿,腰椎无明显压痛,直腿抬高试验(一),左侧足背动脉搏动减弱,双侧肱二、三头肌肌腱反射、桡骨膜反射、膝反射、跟腱反射正常存在,双侧巴氏征阴性。BP 130 mmHg/85 mmHg,身高 160 cm,体重 68 kg,腰围 86 cm,BMI26.56 kg/cm²。

请讨论

(1) 依据上述体检信息能否确定康复诊断?

(2) 你觉得还需要进行哪些体格检查?

(3) 患者目前的康复诊断是什么(即患者目前存在的主要康复问题有哪些)?

(4) 针对上述康复问题,请讨论患者的治疗方案。

教师参考意见

(1) 近期患者血糖的控制水平如何? 糖化血红蛋白(HbA1 c)检测可反映取血前 8～12 周血糖的总水平;肌电图检查了解肢体运动神经传导速度及感觉神经传导速度情况。

(2) 康复治疗的方案:引导学生讨论制订治疗方案。

① 加强健康宣教;

② 饮食治疗(控制总热量,碳水化合物占总热量的 55%～65%,蛋白质占10%～20%,脂肪 20%～25%);

③ 运动疗法:运动的四要素包括运动方式、运动强度、运动时间和运动频率。

运动方式:因人而异,一般为低到中等的有氧运动,合并周围神经病变的糖尿病可进行游泳、上肢运动、低阻力功率车等训练。

运动强度:常采取最高心率的 70%～80% 作为靶心率,心率在运动后10 min 内恢复到安静状态时的心率,说明运动量合适。运动量过大的标志:运动结束后心率在休息 10～20 min 不恢复;出现疲劳、心慌、食欲减退、睡眠不佳。运动量不足的标志:运动后身体无发热感、无汗;心率无变化或在 2 min 内迅速恢复。

运动时间和频率:一般以每日 20～30 min,每天 1 次或每周运动 3～5 次,餐后 30 min～1 h 运动为宜。

④ 运动过程中的注意事项:制定运动方案前,应对患者进行全面的检查;运动前后要有热身活动和放松运动;可适当减少口服降糖药或胰岛素的剂量,以防发生低血糖;胰岛素的注射部位应避开运动肌群,以免加快该部位的胰岛素吸收,诱发低血糖。

⑤ 定期监测血糖及药物治疗;

⑥ 针对患者下肢疼痛,可给予理疗改善患者血液循环及疼痛。

场景 2

3 个月后,该患者至你处复诊,患者左下肢疼痛较前改善,患者已经过饮食控制、有氧运动治疗以及门诊正规康复治疗。

请讨论

(1) 你觉得还需要进行哪些康复评定以了解患者恢复情况?

（2）患者目前存在的主要康复问题是什么？

（3）针对上述康复问题，请讨论患者下一步的治疗方案。

教师参考意见

（1）为了解患者血糖控制情况以及下肢血管情况，应查血糖、糖化血红蛋白（HbA1 c）、血脂、尿常规、下肢血管 B 超检查等。

（2）糖尿病是一种慢性疾病，需要患者长期坚持饮食控制、运功治疗。

（3）应嘱患者定期门诊复诊。

四、案例小结

糖尿病是由遗传因素、免疫功能紊乱、微生物感染及其毒素、自由基毒素、精神因素等各种致病因子作用于机体导致胰岛功能减退、胰岛素抵抗等而引发的糖、蛋白质、脂肪、水和电解质等一系列代谢紊乱综合征，临床上以高血糖为主要特点，典型病例可出现多尿、多饮、多食、消瘦等表现，即"三多一少"症状，糖尿病（血糖）一旦控制不好会引发并发症，导致肾、眼、足等部位的衰竭病变，且无法治愈。

（一）糖尿病主要分型及发病原因

1. 糖尿病分型

糖尿病主要分为两大类，第一类（1 型糖尿病）为胰岛素分泌绝对缺乏，第二类（2 型糖尿病）为胰岛素抵抗和胰岛素代偿反应不足。此外，尚有少数的糖尿病患者有其特有的病因和发病机制，可归于其他特殊类型。还有一部分患者仅表现血糖升高但未达到糖尿病诊断标准，其空腹血糖、餐后 2 小时血糖或服糖后 2 小时血糖介于正常血糖与糖尿病诊断标准之间，目前倾向把这类人称为糖调节受损，表现为空腹血糖受损或糖耐量异常。

2. 发病原因

1 型糖尿病考虑与自身免疫系统缺陷、遗传因素、病毒感染等其他因素有关；2 型糖尿病考虑与遗传因素、肥胖、年龄、现代的生活方式等因素有关。

（二）糖尿病的康复评定方法

糖尿病患者的康复评定主要包括生理功能评定、心理状况评定、日常生活能力评定及社会参与能力评定。

1. 生理功能评定

包括生化指标测定（血糖、糖化血红蛋白、血脂、肝肾功能等）、靶器官损害程度评定(视网膜、周围神经、心、脑、肾等靶器官)及糖尿病康复疗效评定(见表 15-1)三部分。

表 15-1 糖尿病的控制目标

	理想控制	较好控制	控制差
1. 血浆葡萄糖			
空腹(mmol/L)	4.4~6.1	≤7.0	>7.0
非空腹(mmol/L)	4.4~8.0	≤10.0	>10.0
2. 糖化血红蛋白(%)	<6.5	6.5~7.5	>7.5
3. 血脂			
总胆固醇(mmol/L)	<4.5	≥4.5	≥6.0
HDL~Ch(mmol/L)	>1.1	0.9~1.1	<0.9
甘油三酯(mmol/L)	<1.5	<2.2	≥2.2
LDL~Ch(mmol/L)	<2.6	2.6~3.3	>3.3
4. 血压(mmHg)	<130/80	130/80~140/90	≥140/90
5. BMI(kg/m²)　男	<25	<27	≥27
女	<24	<26	≥26

2. 心里状况评定

糖尿病患者的心理改变,主要是因缺乏疾病相关知识而产生的焦虑、抑郁等,一般选择相应的量表进行测试评定,如 Hamilton 焦虑量表(HAMA)、Hamilton 抑郁量表(HAMD)、简明精神评定量表(brief psychiatric rating scale,BPRS)、症状自评量表(SCL-90)等。

3. 日常生活活动能力评定

糖尿病患者日常生活活动能力评定可采用改良巴氏指数评定,高级日常生活活动能力(包括认知和社会交流能力)的评定可采用功能独立性评定量表。

4. 社会参与能力评定

主要进行生活质量评定、劳动力评定和职业评定。

(三) 糖尿病的康复治疗

1. 健康教育

包括糖尿病的基础知识、治疗控制要求、便携式血糖计使用方法、饮食治疗的具体措施、运动疗法的具体要求、使用药物的注意事项及胰岛素注射技术的应用。

2. 饮食治疗

制定总热量:理想体重(kg)=身高(cm)-105,成人休息情况每日每公斤 25~30 kcal,轻体力劳动 30~35 kcal,中度 35~40 kcal,重度 40 kcal 以上。碳水化合物含量占总热量的 50%~60%;蛋白质含量 15%;脂肪含量 30%。

3. 运动治疗

糖尿病患者需要进行有规律的合理运动,并根据患者的特点进行个体化设置,循序渐进且要长期坚持。

(1) 运动治疗的作用机制。

运动可预防和治疗糖尿病并发症;降低糖尿病的发病风险;改善 2 型糖尿病个体胰岛素敏感性;改善糖尿病患者骨骼肌的功能;改善脂肪和蛋白质代谢;改善糖尿病患者的心理状态。

(2) 运动治疗的适应证。

轻度和中度的 2 型糖尿病;肥胖的 2 型糖尿病;病情稳定、血糖控制良好的 1 型糖尿病。

(3) 运动治疗的禁忌证。

急性并发症如酮症、酮症酸中毒及高渗状态;空腹血糖>15.0 mmol/L 或有严重的低血糖倾向感染;心力衰竭或心律失常;严重糖尿病视网膜病变;严重糖尿病足;新近发生的血栓。

(4) 运动处方的制定。

运动方式:运动方式因人而异,一般为低到中度的有氧运动。1 型糖尿病多为儿童和青少年,可根据他们的兴趣爱好及运动能力选择;合并周围神经病变的糖尿病可进行游泳、上肢运动、低阻力功率车等训练;下肢及足部溃疡者不宜慢走、跑步,可采用上肢运动和腹肌训练;视网膜病变者可选择步行或低阻力功率车;老年糖尿病适合平道快走或步行,可行太极拳、体操、自行车及轻度家务劳动等低强度的运动。

运动强度:采用运动中的心率作为评定运动强度大小的指标,常取运动试验中最高心率的 70%~80%作为靶心率。开始时宜用低强度进行运动,BMI 为 30 或中重度肥胖者可进行中等甚至更强的运动。

运动时间和频率:一般以每日 20~30 min,每天一次或每周运动 3~5 次,餐后 30 min~1 h 运动为宜。

(5) 运动注意事项。

制定运动方案前,应对患者进行全面的检查;运动前后的热身活动和放松运动;适当减少口服降糖药或胰岛素的剂量,以防发生低血糖;胰岛素的注射部位应避开运动肌群，以免加快该部位的胰岛素吸收，诱发低血糖。

4. 其他

（1）自我监测血糖。

（2）口服药物治疗。

（3）胰岛素治疗。

参 考 文 献

［1］黄晓琳，燕铁斌. 康复医学［M］. 5 版. 北京. 人民卫生出版社，2013：237－243.

［2］Yang W，Lu J，Weng J，et al. Prevalence of diabetes among men and women in China ［J］. N Engl J Med，2010，362：1090－1101.

［3］中华医学会糖尿病分会慢性并发症调查组. 1991—2000 年全国住院糖尿病患者慢性并发症及相关大血管病变回顾性分析［J］，2002，24(5)：447－451.

［4］江忠立. 糖尿病的康复治疗［J］. 中华物理医学与康复杂志，2007，29(7)：498－500.